Olla De Cocción Lenta

Deliciosas Delicias De Crockpot Y Comidas Para Gente Ocupada

(Las Mejores Comidas De Cocción De Crockpot Rápidas Y Saludables)

Blas Cano

Publicado Por Daniel Heath

© **Blas Cano**

Todos los derechos reservados

Olla De Cocción Lenta: Deliciosas Delicias De Crockpot Y Comidas Para Gente Ocupada (Las Mejores Comidas De Cocción De Crockpot Rápidas Y Saludables)

ISBN 978-1-989808-70-2

Este documento está orientado a proporcionar información exacta y confiable con respecto al tema y asunto que trata. La publicación se vende con la idea de que el editor no esté obligado a prestar contabilidad, permitida oficialmente, u otros servicios cualificados. Si se necesita asesoramiento, legal o profesional, debería solicitar a una persona con experiencia en la profesión.

Desde una Declaración de Principios aceptada y aprobada tanto por un comité de la American Bar Association (el Colegio de Abogados de Estados Unidos) como por un comité de editores y asociaciones.

No se permite la reproducción, duplicado o transmisión de cualquier parte de este documento en cualquier medio electrónico o formato impreso. Se prohíbe de forma estricta la grabación de esta publicación así como tampoco se permite cualquier almacenamiento de este documento sin permiso escrito del editor. Todos los derechos reservados.

Se establece que la información que contiene este documento es veraz y coherente, ya que cualquier responsabilidad, en términos de falta de atención o de otro tipo, por el uso o abuso de cualquier política, proceso o dirección contenida en este documento será responsabilidad exclusiva y absoluta del lector receptor. Bajo ninguna circunstancia se hará responsable o culpable de forma legal al editor por cualquier reparación, daños o pérdida monetaria debido a la información aquí contenida, ya sea de forma directa o indirectamente.

Los respectivos autores son propietarios de todos los derechos de autor que no están en posesión del editor.

La información aquí contenida se ofrece únicamente con fines informativos y, como tal, es universal. La presentación de la información se realiza sin contrato ni ningún tipo de garantía.

Las marcas registradas utilizadas son sin ningún tipo de consentimiento y la publicación de la marca registrada es sin el permiso o respaldo del propietario de esta. Todas las marcas registradas y demás marcas incluidas en este libro son solo para fines de aclaración y son propiedad de los mismos propietarios, no están afiliadas a este documento.

TABLA DE CONTENIDO

PARTE 1 1

INTRODUCCIÓN 2

CAPÍTULO 1: RECETAS MEXICANAS PARA POLLO EN OLLAS DE COCCIÓN LENTA 3

SABROSO POLLO CON LIMA 3
SOPA DE TACO DE POLLO 4
SOPA DE ENCHILADA DE POLLO 6
POLLO GUISADO EN SALSA PICANTE 8
SALSA DE POLLO PARA UNTAR NACHOS 10
POLLO CON CHILE A LA VASIJA DE BARRO 11
POLLO PICANTE MECHADO 12
ARROZ CON POLLO MEXICANO 14
CACEROLA DE ENCHILADA DE POLLO 16
SOPA DE TORTILLA Y FRIJOLES CON POLLO 18
SOPA MEXICANA DE FRIJOLES NEGROS CON POLLO 19
BURRITOS DE POLLO Y FRIJOLES 20
TACO DE POLLO 21
POLLO GUISADO MEXICANO 23
FAJITAS DE POLLO CON SALSA 24
PECHUGAS DE POLLO RELLENAS CON PIMIENTOS 25
POLLO MECHADO CON CHILES VERDES 26

CAPÍTULO 2: RECETAS MEXICANAS PARA CARNE DE RES EN OLLAS DE COCCIÓN LENTA 27

SOLOMO ASADO CON PIMIENTA DE CAYENA A LA MEXICANA 27
SOPA DE TACOS Y CARNE 28
CARNE ASADA CON CHILES VERDES 29
CARNE EN TIRAS CON JALAPEÑO Y CEBOLLA 30
SOLOMO ASADO CON SALSA DE CHILE VERDE PICANTE 32
TORTILLAS DE CARNE CON CHILE VERDE 33
ROSBIF MARINADO EN CHILES ROJOS 34
CARNE DE RES EN CHILE CHIPOTLE 34
SOLOMO CON PAPRIKA PICANTE 36

Carne a la crema de queso 38

CAPÍTULO 3: RECETAS MEXICANAS PARA CARNE DE CERDO EN OLLAS DE COCCIÓN LENTA 40

Cerdo guisado con jalapeño 40
Cerdo mechado con chile verde 41
Chile Verde 42
Cerdo al chile verde dulce... 43
Lomo de cerdo con chipotle picante 44
Cerdo mechado con arroz.. 45
Cerdo guisado con frijoles... 46
Cerdo en salsa verde.. 47
Cerdo mechado en salsa barbacoa 48

PARTE 2 50

INTRODUCCIÓN 51

RECETAS AMERICANAS 54

CARNE ASADA TIERNO 55

ESTOFADO DE CERDO A FUEGO LENTO 56

TARTA DE MANZANA FÁCIL DE HACER 57

MAC FAVORITO DE TODOS LOS TIEMPOS Y TRES QUESOS 58

CURRY DE POLLO Y HUEVO 59

PUNJABI TRATADO CON UN TOQUE VEGETARIANO 61

BIRYANI DE CORDERO Y ARROZ 62

CURRY DE CARNE DE RES COCIDO LENTO 64

FAMOSO POLLO CON MANTEQUILLA 65

SOPA CALIENTE Y AMARGA ESPECIAL 66

CARNE ESMALTADA DE ESTILO MONGOL 68

TERNERA TRADICIONAL CON FLORETES DE BRÓCOLI 69

CONGEE DE POLLO CHINO 70

CHOW MEIN CLÁSICO DE CERDO	71
SOPA SABROSA DE TORTILLA DE PAVO	73
TACOS DE CERDO TIRADOS	74
MENUDO DE CERDO COCIDO LENTO	76
CARNE ASADA DE CARNE	78
DIP DE FRIJOL NEGRO DELICIOSO	79
GALBI DE COCCIÓN LENTA O COSTILLAS CORTAS	80
ESTOFADO DE RES COREANO CON VERDURAS	82
POLLO A LA BRASA COREANO	84
GUISO DE CERDO KIMCHI	86
BULGOGI DE CERDO CON UN GIRO	87
LENGUA Y CHAMPIÑONES (LENGUA DE BUEY Y CHAMPIÑONES)	88
CALLOS (TRIPA DE BUEY EN SALSA DE TOMATE)	90
SOPA DE AJO (SOPA DE AJO)	92
OLLA DE COCCIÓN LENTA ADOBO ESPAÑOL	93
CARNE DE CERDO	94
MUSLOS DE POLLO MEDITERRÁNEOS	95
SABROSO ASADO DE CERDO	96
CUSCÚS CON VERDURAS	98
BABA GANOUSH (BERENJENA COCIDA LENTA)	100
TAGINE DE CORDERO	101
ESTOFADO DE CARNE DE JAMAICA	103
GUISO DE POLLO Y PAPAS	105
CORDERO DE CORDERO JAMAICANO	107

GUISO DE PESCADO CREMOSO	108
SOPA DE FRIJOLES NEGROS DEL CARIBE	109
LASAÑA VEGETARIANA	111
TORTILLA VEGETARIANA SALUDABLE	112
BOTÓN DE SETAS STROGANOFF	114
MINESTRONE VEGETARIANO	115
GARBANZOS Y QUINUA CHILI	116
POLLO DESMENUZADO PERUANO	117
ASADO LATINO AMERICANO	118
FEIJOADA BRASILEÑA	119
ALBÓNDIGAS COLOMBIANAS	121
CARNE DE RES TIRADA VENEZOLANA	123
CONCLUSIÓN	125

Parte 1

Introducción

La cocina mexicana es conocida por sus sabores únicos y especias. Este libro incluye platos mexicanos fáciles y tradicionales que puedes encontrar en tu restaurante mexicano favorito. Con estas recetas puedes ahorrarte dinero y disfrutar de tus platos preferidos en casa.

Voy a compartir contigo mis recetas más conocidas, y darte los pasos para realizar estos deliciosos platos. Esperamos que disfrutes de este libro de cocina mexicana, ¡buena suerte!

Capítulo 1: Recetas mexicanas para pollo en ollas de cocción lenta

Sabroso pollo con lima

Ingredientes

1 (16 onzas) tarro de salsa
1 (1.25 onzas) paquete de mezcla de condimento para tacos en polvo
1 lima, exprimida
3 cucharadas de cilantro fresco picado
3 libras de medias pechugas de pollo deshuesadas, sin piel

Instrucciones

Verter la salsa, el condimento para tacos, el jugo de lima, y el cilantro en la olla de cocción lenta, remover hasta mezclarlo todo. Agregar las pechugas de pollo, y remover hasta cubrirlas con la mezcla de salsa. Tapar, y ajustar la olla en modo Alto, cocinar alrededor de 4 horas hasta que el pollo esté tierno.

Si lo desea, ajuste la olla en modo Bajo y cocine durante 6 a 8 horas. Rasgar el pollo con 2 tenedores para servir.

Sopa de taco de pollo

Ingredientes

1 cebolla picada
1 (16 onzas) lata de frijoles picantes
1 (15 onzas) lata de frijoles negros
1 (15 onzas) lata de grano de maíz entero,
1 (8 onzas) lata de salsa de tomate
1 (12 onzas líquidas) lata o botella de cerveza
2 (10 onzas) latas de tomates picados con chiles verdes sin escurrir
1 (1.25 onzas) paquete de condimento para tacos
3 pechugas enteras deshuesadas y sin piel
1 (8 onzas) paquete de queso Cheddar rayado (opcional)
Crema agria (opcional)
Nachos triturados

Instrucciones

Introduzca las cebollas, los frijoles picantes, los frijoles negros, el maíz, la salsa de tomate, la cerveza, y los tomates picados en la olla de cocción lenta. Añada el condimento para tacos, y remueva hasta que se mezcle bien todo.

Ubique las pechugas de pollo sobre la

preparación, y presione lentamente hasta cubrirlas con los otros ingredientes. Ajuste la olla en modo Fuego Lento, y cocire por 5 horas.

Retire las pechugas la sopa, y deje enfriar. Remueva el pollo desmenuzado en la sopa, y siga cocinando la preparación por 2 horas más.

Sirva con queso Cheddar, acompañado de crema agria, y nachos triturados, si lo desea.

Sopa de enchilada de pollo

Ingredientes

1 libra de
1 (15.25 onzas) lata de grano enterode maíz, escurrido
1 (14.5 onzas) lata de tomates cortados con su jugo
1 (14.5 onzas) lata de caldo de pollo
1 (4 onzas) lata de salsa para enchiladas
1 (4 onzas) lata de chiles verdes picados
1 cebolla blanca picada
¼ de taza de cilantro fresco picado
2 hojas de laurel
3 dientes de ajo picado
1 cucharadita de comino molido
1 cucharadita de polvo de chile
1 cucharadita de sal
¼ cucharadita de pimienta negra molida, o al gusto

Instrucciones

Lave y seque bien las pechugas de pollo, ubíquelas en el fondo de la olla de cocción lenta. Añada el maíz, los tomates, el caldo de pollo, la salsa para enchiladas, los chiles verdes, la cebolla, el cilantro, las hojas de laurel, el ajo, el comino, el chile en polvo,

sal y pimienta.
Cocinar en modo Bajo por seis horas. Servir el pollo en un plato grande y desgarre la carne con dos tenedores.
Cocinar de nuevo el pollo en la olla de cocción lenta entre 30 minutos a 1 hora.

Pollo guisado en salsa picante

Ingredientes

6 medias pechugas de pollo deshuesadas y sin piel
3 (14.5 onzas) latas de tomates picados
1 (16 onzas) tarro de salsa verde
1 (15 onzas) lata de frijoles negros, lavados y escurridos
1 (15 onzas) lata de frijoles pintos, lavados y escurridos
1 (15 onzas) lata de grano entero de maíz, escurrido
1 (15.25 onzas) paquete de condimento para tacos
1 cucharada de cilantro fresco picado
2 cucharaditas de chile rojo molido, o al gusto
1 cucharadita de comino molido
½ taza de queso crema, ablandado

Instrucciones

Introduzca las pechugas de pollo en el fondo de la olla de cocción lenta, verter los tomates, la salsa ver, los frijoles negros, los frijoles pintos y el maíz sobre el pollo. Espolvoree el condimento para tacos, el cilantro, el chile rojo molido, y el comino molido sobre la preparación, remueva hasta mezclarlo todo bien.

Cubra la olla, ajústela en modo Bajo, y cocine hasta que el pollo quede bien tierno y la preparación se haya consolidado, entre 8 y 10 horas.

Para preparar una sopa, deje el caldo en la olla; si desea un guiso más espeso, extraiga parte del caldo. Agregue 1 o 2 cucharaditas de caldo con crema de queso en un cuenco, remueva hasta que logre una consistencia suave, y mezcle con el queso crema en la olla hasta lograr una salsa cremosa.

Cocine durante 15 minutos más y sirva.

Salsa de pollo para untar nachos

Ingredientes

1 (14 onzas) lata de tomates picados con chile verde
1 libra de queso Velveeta picado en cubos
2 medias pechugas de pollo cocinadas, deshuesadas y sin piel, desmenuzados
1/3 taza de crema agria
¼ taza de cebolla verde picada
1 ½ cucharada de condimento para tacos
2 cucharadas de jalapeño picado, o al gusto (opcional)
1 taza de frijoles negros, lavados y escurridos

Instrucciones

Introduzca los tomates picados, el queso procesado, el pollo, la crema agria, la cebolla verde, el condimento para tacos, y el jalapeño picado en la olla de cocción lenta.

Cocinar en modo Alto, remueva la preparación ocasionalmente hasta que el queso se haya derretido y la salsa para untar esté caliente, entre 1 a 2 horas.

Agregar los frijoles negros, y cocine durante 15 minutos hasta que la preparación se caliente de nuevo.

Pollo con chile a la vasija de barro

Ingredientes
1 pollo asado entero, en pedazos grades
2 (16 onzas) tarros de salsa verde
1 (28 onzas) lata de puré de tomate
1 taza de caldo de vegetales
2 cucharadas de chile en polvo
1 cucharada de comino molido
1 cucharadita de pimienta de cayena (opcional)
Sal y pimienta negra molida al gusto
2 (15 onzas) latas de frijoles Canellini, escurridos
1 (16 onzas) paquete de maíz dulce blanco congelado
1 (16 onzas) bolsa de pimientos en tiras
1 cebolla blanca picada

Instrucciones
Coloque los pedazos de pollo en la olla de cocción lenta; mézclelo con la salsa verde, el puré de tomate, el caldo de vegetales, el chile en polvo, el comino, la pimienta de cayena, sal y pimienta negra. Agregue los frijoles Cannellini, el maíz, los pimientos en

tiras, la cebolla, remuévalo todo bien.
Ajuste la olla en modo Alto, remueva ocasionalmente, por 2 horas. Después, ajuste en modo Bajo y deje hervir la preparación hasta el momento de servir, por 2 horas más.

Pollo picante mechado

Ingredientes
3 medias pechugas de pollo, deshuesadas y sin piel
½ (8 onzas) tarro de salsa medium
¼ taza de crema de tomate
2 dientes de ajo picado
1 cebolla roja pequeña picada
1 cucharadita de comino molido
1 cucharadita de chile en polvo
1 pizca de sal y pimienta fresca molida al gusto

Instrucciones
Introduzca las pechugas de pollo en la olla de cocción lenta, agregue la salsa y la crema de tomate.
Añada los ajos y la cebolla, espolvoree el comino, el chile en polvo, sal y pimienta.
Ajuste la olla en modo Bajo, y cocine hasta

que el pollo se ablande, entre 4 y 5 horas. Desgarre el pollo con 2 tenedores, y sirva con tortillas.

Arroz con pollo mexicano

Ingredientes
3 tazas de caldo de pollo
1 ½ tazas de arroz blanco pre-cocido
½ cebolla blanca rebanada
1 (24 onzas) tarro de salsa
1 (4 onzas) lata chiles verdes picados
1 (1 onza) sobre de condimento para tacos en polvo, porcionado
2 medias pechugas de pollo deshuesadas y sin piel
1 (15 onzas) lata de frijoles negros escurridos

Instrucciones
Vierta el caldo pollo en la olla de cocción lenta, y remueva con el arroz, la cebolla, la salsa, los chiles verdes, y la mitad del condimento para tacos. Aplique el condimento restante a las pechugas, e introdúzcalas en la olla, tápela, y ajuste en modo Alto.

Cocine hasta que el arroz se engruese y buena parte del caldo haya sido absorbido, esto puede tomar 3 horas. Antes de servir, ajuste la olla en modo Caldear.

Extraiga las pechugas de pollo y rebánelas.

Remueva el pollo con los frijoles negros en la olla. Vuelva a tapar hasta que los frijoles se calienten, y sirva.

Cacerola de enchilada de pollo

Ingredientes

15 muslos de pollo deshuesados y sin piel, o pechugas
1 (26 onzas) lata de crema condensada de sopa de pollo
2 dientes de ajo picado (opcional)
1 (16 onzas) envase de crema agria
1 (7 onzas) lata de chiles verdes picados
15 tortillas de harina
3 ½ tazas de queso Monterey Jack rayado
1 (10 onzas) lata de aceitunas negras
Cebollín para adornar (opcional)
Pimienta negra al gusto

Instrucciones

Introduzca el pollo en una olla, cúbralo con agua, hervir a fuego alto. Continúe cocinando hasta que el pollo esté listo, por 10 minutos. Escúrralo, deje enfriar el pollo, y córtelo en piezas pequeñas.

Coloque las piezas de pollo en un cuenco grande. Añada la sopa, el ajo, la crema agria y los chiles verdes.

Rocíe ligeramente el interior de la olla de cocción lenta con aerosol antiadherente de cocina.

Desgarre las tortillas en trozos pequeños, y ubique la mitad de los trozos en el fondo de la olla de cocción lenta en capas superpuestas. Acomode la mitad del pollo, la mitad de la sopa, y la mitad del queso en el tope. Haga el mismo proceso con los ingredientes restantes. Corone la preparación con las aceitunas negras.

Cocine en modo Bajo entre 3 a 4 horas. Adorne con el cebollín.

Sopa de tortilla y frijoles con pollo

Ingredientes

1 cucharada de aceite de oliva
4 medias pechugas deshuesadas y sin piel, picadas en cubos
1 cebolla grande picada
2 (16 onzas) latas de frijoles refritos
2 (15 onzas) latas de maíz, escurrido
1 (14.5 onzas) lata de caldo de pollo, o más si es necesario
1 (1 onza) paquete de condimento para tacos
1 taza de salsa picante
1/8 cucharadita de polvo de ajo
Queso Cheddar rayado

Instrucciones

Calentar en un sartén a fuego medio-alto. Cocinar el pollo y la cebolla en el aceite caliente hasta que
Mezcle los frijoles refritos, el maíz, el caldo de pollo, el condimento para tacos, la salsa picante, y el polvo de ajo en la olla de cocción lenta, luego añada la preparación de pollo y cebolla.
Cocinar en modo Bajo hasta que el pollo pueda fácilmente con 2 tenedores, entre 3

a 5 horas. Desagarre el pollo con 2 tenedores y añádalo a la sopa. Continúe cocinando por 1 horas más. Sirva en tazones y añada queso Cheddar.

Sopa mexicana de frijoles negros con pollo

Ingredientes
1 libra de carne de pollo oscura cocinada
3 (15.5 onzas) latas de frijoles negros, escurridos y lavados
2 (14 onzas) latas de caldo de pollo
2 (10 onzas) latas de tomates picados con chiles verdes
1 (15.25 onzas) lata de maíz entero
½ cebolla grande, picada
½ taza de jalapeños picados
2 dientes de ajo picados
2 1/2 cucharaditas de chile en polvo
2 cucharaditas de hojuelas de pimento rojo
2 cucharaditas de comino molido
2 cucharaditas de cilantro molido
Sal y pimienta negra molida al gusto
½ taza de crema agria, o al gusto
Instrucciones

Introduzca el pollo, los frijoles negros, el caldo de pollo, los tomates con chiles verdes, el maíz, la cebolla, los jalapeños, el ajo, las hojuelas de pimiento rojo, el comino, el cilantro, la sal y la pimienta negra en la olla de cocción lenta, cocine en modo Lento por 8 horas.

Sirva cada plato con 1 cucharadita de crema agria.

Burritos de pollo y frijoles

Instrucciones

2 libras de medias pechugas de pollo, deshuesadas y sin piel

1 (15 onzas) lata de frijoles pintos en salsa de chile

1 (16 onzas) tarro de salsa con chiles chipotles (1 2/3 taza)

1 taza de queso rallado Monterey Jack bajo en grasa (4 onzas)

Lechuga cortada en tiras (opcional)

Tomates picados (opcional)

Crema agria (opcional)

Instrucciones

En una olla de cocción lenta de 3 ½ cuartos mezcle el pollo con los frijoles. Añada la salsa.

Cubra la olla y cocine en modo Fuego Bajo entre 5 a 6 horas o en modo Fuego Alto entre 2 ½ a 3 horas.

Con una cuchara ranurada extraiga el pollo y colóquelo en una tabla de cortar. Con 2 tenedores, desgarre el pollo en partes pequeñas. Con un machacacor de papas, machaque los frijoles con suavidad en la olla de cocción lenta. Agregue los trozos de pollo en la olla, y remueva bien la preparación.

Sirva la preparación de pollo en las tortillas tibias. Corone con queso. Doble el borde inferior de cada tortilla hacia arriba y sobre el relleno hasta que los lados opuestos se encuentren. Enrolle desde la parte inferior. Si es necesario, asegure con palillos. Sirva con lechuga, tomate, o crema agria si lo desea.

Taco de pollo

Ingredientes
4 pechugas de pollo deshuesadas y sin piel
1 pimiento verde, picado en tiras largas
1 pimiento rojo, picado en tiras largas

Sal y pimienta negra molida al gusto
2 tazas de caldo de pollo bajo con bajo contenido de sodio
2 (15 onzas) latas de frijoles negros, lavados

Condimento para tacos
1 cucharadita de cebolla en polvo
1 cucharadita de comino en polvo
1 cucharadita de orégano seco
½ cucharadita de chile en polvo
½ cucharadita de paprika

Instrucciones
Mezcle la cebolla en polvo, el comino, el orégano, el chile en polvo y la paprika en un cuenco para elaborar el condimento para tacos.

Introduzca las pechugas de pollo en la olla de cocción lenta. Agregue los pimientos verdes, los pimientos rojos, la sal, la pimienta y el condimento para tacos. Añada el caldo, asegurándose de que el pollo apenas esté cubierto. Ajuste la olla en modo Bajo, y deje cocinar por 6 horas.

Ajuste la olla en modo Bajo; cocine durante 6 horas.

Desgarre las pechugas de pollo con una

cuchara de madera, añada los frijoles, cocine en modo Bajo por 30 minutos más.

Pollo guisado mexicano

Ingredientes
1 ¼ libras de muslos de pollo deshuesados y sin piel, picado en piezas 1 ½ pulgadas
12 onzas de papas rojas, picadas en porciones de ½ pulgada
1 cebolla mediana, en rodajas finas
½ cucharadita de tomillo seco, machacado
¼ cucharadita de sal
¼ cucharadita de pimienta negra molida
1 (14.5 onzas) lata de tomates picados en cubos sin sal añadida, sin escurrir
1 pimento rojo mediano, cortado en tiras ¼ de pulgada
1/3 taza de aceitunas rellenas de pimiento, picadas
1 taza de caldo de pollo bajo en sodio

Instrucciones
En una olla de cocción lenta de 3 ½ o 4 cuartos, mezcle el pollo, las papas, la cebolla, el ajo, el tomillo, la sal y pimienta negra. Además, añadir el tomate y el caldo.

Cubra la olla y cocine en modo Fuego Lento entre 7 a 8 horas o en modo Calor Alto entre 3 ½ a 4 horas.

Si empleo el modo Fuego Lento, ajuste la olla en modo Calor Alto, y agregue el pimiento dulce y las aceitunas. Cubra la olla y cocine por 30 minutos más.

Fajitas de pollo con salsa

Ingredientes

4 (6 onzas) pechugas de pollo
1 (15.25 onzas) lata de granos de maíz entero, escurridos
1 (15 onzas) lata de frijoles negros, escurridos
1 (8 onzas) tarro de salsa
1 (1.25 onzas) paquete de condimento para tacos

Instrucciones

Introduzca el pollo, el maíz, la salsa, y el condimento para tacos en la olla de cocción lenta. Cocinar en modo Bajo hasta que el pollo este tierno y los sabores bien combinados, durante 8 horas.

Desgarre el pollo con 2 tenedores.

Pechugas de pollo rellenas con pimientos

Ingredientes

½ taza queso Cheddar rallado
¼ taza de pimientos verdes picados
¼ taza de pimientos rojos picados
¼ taza de cilantro molido
¼ taza de tomates picados en cubos
½ cucharadita de chile en polvo
½ cucharadita de comino molido
1/8 cucharadita de sal
4 medias pechugas deshuesadas y sin piel
Palillos de ¼ de pulgada de grosor

Instrucciones

En un cuenco, mezcle el queso Cheddar rallado, los pimientos verdes, los pimientos rojos, el cilantro, y los tomates. Sazone con el chile en polvo, el comino, y la sal. Cubra un lado de las pechugas de pollo con suficiente queso. Enrolle las pechugas sobre la preparación, y asegúrelas con palillos.

Introduzca las pechugas de pollo en la olla de cocción lenta. Agregue el queso restante. Cubra la olla y cocine por 3 horas en modo Alto.

Pollo mechado con chiles verdes

Ingredientes

2 o 3 pechugas de pollo
1 lata de tomates picados
1 lata de frijoles negros, sin escurrir
1 lata de frijoles picantes al estilo Mexicano, sin escurrir
1 paquete de condimento para tacos
1 lata de aceitunas negras
1 lata de chiles verdes picados

Instrucciones

Introduzca el pollo en el fondo de la olla de cocción lenta. Añada el resto de los ingredientes en el orden en que aparecen. No remueva.

Cocine en modo Bajo entre 7 a 8 horas. Finalmente, desgarre el pollo usando 2 tenedores y remueva bien.

Capítulo 2: Recetas mexicanas para carne de res en ollas de cocción lenta

Solomo asado con pimienta de cayena a la mexicana

Ingredientes
1 (4 libras) solomo abierto
1 cucharadita de sal
1 cucharadita de pimienta negra molida
2 cucharaditas de aceite de oliva
1 cebolla grande picada
1 ¼ tazas de chile verde picado
1 cucharadita de chile en polvo
1 cucharadita de pimienta de cayena molida
1 (5 onzas) botella de salsa picante
1 cucharadita de ajo en polvo

Instrucciones
Limpie el solomo de cualquier exceso de grasa, y sazone con sal y pimienta. Caliente aceite en una sartén grande con fuego medio-alto. Coloque la carne en el sartén caliente, y selle rápidamente.

Posteriormente, ubique el solomo en la olla de cocción lenta, y cúbralo con la cebolla picada. Sazone con los chiles verdes, el chile en polvo, la pimienta de cayena, la salsa picante, y el polvo de ajo. Agregue agua hasta cubrir 1/3 parte del solomo. Cubra la olla, y cocine en modo Alto por 6 horas, asegurándose siempre que haya una pequeña cantidad de líquido en el fondo de la olla. Ajuste en modo Bajo, y continúe cocinando entre 2 a 4 horas, o hasta que la carne esté totalmente tierna.

Extraiga el solomo y desmenúcelo usando 2 tenedores.

Sopa de tacos y carne

Ingredientes
1 libra de carne molida
1 (1.25 onzas) paquete de condimento para tacos
1 (1 onza) paquete de aderezo ranchero
1 (14.5 onzas) lata de tomates picados y chiles verdes, sin escurrir
1 (15.5 onzas) lata de maíz, sin escurrir
1 (15.5 onzas) lata de frijoles negros, sin escurrir
1 (15 onzas) lata de aceitunas negras

rebanadas
1 cebolla picada
1 pimiento verde picado
1 taza de jugo de tomate

Instrucciones

Caliente un sartén grande a fuego medio-alto, cocine y remueva la carne hasta que este uniformemente dorada. Extraiga cualquier exceso de grasa, e introdúzcala en la olla de cocción lenta, espolvoree condimento para tacos y aderezo ranchero.

Añada los tomates picados y los chiles verdes, el maíz, los frijoles negros, todo con su respectivo líquido. Mientras remueve la preparación de carne molida, agregue las aceitunas negras, la cebolla, el pimiento, y el jugo de tomate. Cocine en modo Bajo hasta que los vegetales estén tiernos, durante 5 horas.

Carne asada con chiles verdes

Ingredientes
2 cucharadas de aceite de oliva
1 (4 libras) de solomo, limpio de excesos grasa

1 cucharadita de sal
1 cucharadita de pimienta negra molida
1 cebolla grande picada
1 ¼ tazas de chile verde picado
1 (5 onzas) botella de salsa picante
¼ taza de condimento para tacos
1 cucharadita de chile en polvo
1 cucharadita de pimienta de cayena
1 cucharadita de ajo en polvo

Instrucciones

Caliente aceite de oliva en un sartén grande a fuego medio-alto. Sazone el solomo con sal y pimienta, cocine hasta que la carne esté completamente dorada, entre 2 a 3 minutos cada lado. Introduzca el solomo dorado en la olla de cocción lenta. Agregue la cebolla, los chiles picados, la salsa picante, el condimento para tacos, el chile en polvo, la pimienta de cayena, y el polvo de ajo.

Cocine en modo Bajo hasta que la carne esté tierna, entre 8 a 10 horas.

Carne en tiras con jalapeño y cebolla

Ingredientes

1 (4 libras) solomo deshuesado, limpiedode

excesos de grasa, y picado en 8 porciones
½ taza de aceite de oliva
¼ taza de salsa Worcestershire
2 limas exprimidas
1 (14 onzas) lata de tomates picados, sin escurrir
1 cebolla dulce picada
½ pimiento verde picado
4 dientes de ajo picado
1 jalapeño sin semillas y picado
½ taza de caldo de res
1 cucharadita de orégano seco
1 cucharada de comino molido
1 cucharadita de chile en polvo
½ cucharadita de sal, o al gusto
½ cucharadita de pimienta negra molida

Instrucciones

Coloque las porciones de carne dentro de la olla de cocción lenta. Mezcle el aceite de oliva, la salsa Worcestershire y el jugo de lima en un cuento; luego, derrame la preparación sobre la carne. Añada los tomates picados, la cebolla dulce, el pimiento verde, el ajo, el jalapeño, el caldo de res, el orégano, el comino, el chile en polvo, sal y pimienta negra en la olla de cocción lenta.

Cocine en modo Alto por 1 hora. Cambie a modo Bajo y continúe cocinando hasta que la carne esté tierna, por 6 horas y media.

Retire la carne con unas pinzas y colóquela en una tabla para picar. Desgárrela con un par de tenedores y devuélvala a la olla. Continúe cocinando otros 20 a 30 minutos.

Solomo asado con salsa de chile verde picante

Ingredientes

4 libras de solomo, limpio de grasa y la carne picada en trozos
1 (24 onzas) tarro de salsa
1 cebolla picada
1 (7 onzas) lata de chiles verdes suaves picados
2 dientes de ajo picados
2 cucharaditas de chile en polvo
1 ½ cucharadita de comino molido
½ cucharadita de oregano seco

Instrucciones

Mezcle los trozos de carne con la salsa, la cebolla, los chiles verdes, el ajo, el chile en polvo, el comino y el orégano en la olla de cocción lenta. Cocine en modo Bajo entre 10 a 12 horas. Retire la tapa y cocine en modo Alto por 1 hora más.

Retire el solomo asado de la olla usando una cuchara ranurada y colóquelo en un plato de servir, desgarre la carne con un tenedor. Agregue el líquido de la cocción a la carne hasta que alcance la consistencia requerida, luego sirva.

Tortillas de carne con chile verde

Ingredientes

1 (3 libras)muchacho redordo (conocido también como pulpa chorizo, peceto, cuete,etc)
Sal y pimienta negra molida al gusto
4 (4 onzas) latas de chiles verdes tiernos
1 (4 onzas) lata chiles verdes picantes
1 ½ taza de agua
12 (8 pulgadas) tortillas de harina

Instrucciones

Sazone la carne con sal y pimienta negra, luego colóquela en la olla de cocción lenta. Agregue los chiles verdes tiernos y los picantes, vierta el agua.

Cubra la olla, ajuste en modo Alto. Cocine

hasta que la carne se desgarre fácilmente con un tenedor, entre 4 a 6 horas. Sirva la carne en las tortillas.

Rosbif marinado en chiles rojos

Ingredientes
¾ taza de chile rojo en polvo
1 cucharadita de maicena
2 cucharadas de jugo de limón fresco
3 tazas de agua
4 libras de rosbif picado en cubos

Instrucciones
En un cuenco de tamaño mediano, mezcle bien el chile en polvo, la maicena, el jugo de limón y el agua. Introduzca la carne en una bolsa plástica resellable con el marinado. Deje marinar en el refrigerador entre 6 a 16 horas.

Después, coloque la preparación en la olla de cocción lenta y cocine en modo Alto por 4 horas, o hasta que la carne este completamente cocinada y pueda desgarrarse con facilidad.

Carne de res en chile chipotle

Ingredientes

2 cucharadas de aceite vegetal
1 (2 libras) solomo abierto limpio de grasa, y cortado en 4 o 6 piezas
1/3 taza de sidra de manzana
4 chiles chipotles adobados
3 cucharadas de jugo de lima
4 dientes de ajo, pelados, o al gusto
4 cucharaditas de comino
1 chile serrano picado (opcional)
1 cucharada de pimienta de cayena molida, o al gusto (opcional)
2 ½ cucharadita de orégano seco
1 cucharadita de pimienta negra molida
1 cucharadita de ajo en polvo
1 cucharadita de pimienta negra molida
½ cucharadita de sal
½ cucharadita de clavitos molidos
1 taza de caldo de pollo
1 cebolla pequeña picada muy fina
3 hojas de laurel

Instrucciones

Caliente el aceite en un sartén grande a fuego lento, incrementando gradualmente hasta medio-alto. Cocine los trozos de carne hasta que se doren, cerca de 10 segundos cada lado. Luego, coloque la

carne en la olla de cocción lenta-
Introduzca la sidra de manzana, los chiles chipotles, el jugo de lima, el ajo, el comino, el chile serrano, la pimienta de cayena, la pimienta negra, el polvo de ajo, la sal, y los clavitos molidos en una licuadora o en un procesador de comida, mezcle bien hasta que la preparación tenga una consistencia suave, luego vierta sobre la carne en la olla de cocción lenta.
Agregue el caldo de pollo, la cebolla y las hojas de laurel a la olla, y remueva bien.
Cocine en modo Bajo hasta que quede tierno, entre 6 a 8 horas. Desgarre la carne con 2 tenedores.

Solomo con paprika picante

Ingredientes
5 libras de solomo abierto
3 dientes de ajo machacado
1 cucharada de paprika
1 cucharada de ajo en polvo
1 cucharada de perejil seco
½ cucharada de pimienta negra molida
½ cucharada de chile en polvo
½ cucharada de pimienta de cayena

½ cucharadita de sal sazonada
½ cucharadita de mostaza en polvo
½ cucharadita de estragón seco
4 onzas líquidas de cerveza
1 ½ cucharadas de salsa Worcestershire
4 cucharadas de salsa picante
2 cucharaditas de humo líquido
1 cebolla grande picada
1 pimiento verde picado
2 chiles jalapeños picados

Instrucciones

Con un cuchillo afilado, agujerear el solomo, e introducir los ajos picados en los orificios.

En un cuenco pequeño mezcle bien la paprika, la sal sazonada, el ajo en polvo, el perejil, la pimienta negra molida, el chile en polvo, la pimienta de cayena, la sal sazonada, la mostaza en polvo, y el estragón seco; frote la preparación sobre la carne.

En otro cuenco pequeño, mezcle la cerveza o refresco, la salsa Worcestershire, la salsa picante y el humo líquido. Introduzca el solomo en la olla de cocción lenta y añada esta mezcla.

Agregue la cebolla, el pimiento verde y el jalapeño a la preparación.

Cocine en modo Lento por 10 horas, o más si lo desea.

Carne a la crema de queso

Ingredientes

1 (1 libra) barra de queso procesado, picado en cubos (Velveeta)

½ taza de leche

2 libras de carne molida

4 (10 onzas) latas de tomates picados con chiles verdes

1 (1.25 onzas) paquete de condimento para tacos

Instrucciones

Introduzca el queso procesado y la leche en la olla de cocción lenta.

Caliente un sartén a fuego medio-alto y cocine la carne hasta que esté uniformemente dorada. Extraiga cualquier exceso de grasa.

Agregue los tomates picados y el condimento para tacos a la carne molida y cocine hasta hervir. Transfiera la preparación de carne a la olla de cocción lenta. Remueva bien con el queso y la leche procesada.

Cocine en modo Alto hasta que el queso se derrita, por 1 hora.

Capítulo 3: Recetas mexicanas para carne de cerdo en ollas de cocción lenta

Cerdo guisado con jalapeño

Ingredientes
2 cucharadas de aceite vegetal
2 libras de paleta de cerdo deshuesada
1 cebolla grande picada en trozos grandes
3 dientes de ajo picados
2 (12 onzas) latas de tomatillos, escurridos y picados
1 (7 onzas) lata de chiles verdes picados
2 jalapeños frescos rebanados
½ taza de cilantro fresco picado
1 cucharadita de orégano seco
Sal y pimienta al gusto
1 cuarto de galón de agua
1 taza de queso rallado Monterey Jack
¼ taza de crema agria
4 ramitas frescas de cilantro para adornar

Instrucciones
Caliente el aceite en un sartén grande a fuego medio, cocine el cerdo hasta dorar. Dejando los jugos en el sartén, extraiga el cerdo e introdúzcalo en la olla de cocción lenta.

Saltear a fuego medio con jugos de la carne de cerdo, la cebolla y el ajo por 1 minuto; junto con los jugos de la carne, transfiera a la olla.

Agregue los tomatillos, los chiles verdes, los jalapeños y el cilantro a la olla. Sazone con orégano, sal y pimienta. Vierta el cuarto de galón de agua, o la que sea suficiente para cubrir todos los ingredientes. Cubra, y cocine en modo Alto entre 6 a 7 horas.

Desagarre el cerdo con un tenedor. Sirva la preparación en tazones, y corone con queso Monterey Jack, crema agria, y ramitas frescas de cilantro

Cerdo mechado con chile verde

Ingredientes
1 cebolla blanca picada
Sal y pimienta al gusto
2 ½ libras de paleta de cerdo
1 (16 onzas) tarro de salsa verde
½ taza de cilantro fresco picado
2 chiles, o al gusto (serrano)
Instrucciones
Cubra el fondo de la olla de cocción lenta

con la cebolla picada. Sazone la paleta de cerdo sal y pimienta; colóquela sobre la cebolla picada. Vierta la salsa verde sobre el cerdo, agregue el cilantro y los chiles.

Cocine en modo Bajo hasta que la carne se vuelva tierna, cerca de 8 horas. Extraiga el cerdo y colóquelo en una tabla de cortar. Cuele y deseche cerca de la mitad del líquido que hay en la olla, guarde el restante. Si lo desea, puede deshacerse de las cebollas, los chiles y el cilantro

Desgarre la paleta de cerdo con un par de tenedores. Sirva el cerdo con los jugos que quedaron en la olla.

Chile Verde

Ingredientes

3 cucharadas de aceite de oliva
½ taza de cebolla picada
2 dientes de ajo picado
3 libras de paleta de cerdo deshuesada y picada en cubos
5 (7 onzas) latas de salsa verde
1 (4 onzas) lata de jalapeños picados
1 (14.5 onzas) lata de tomates picados
Instrucciones

Caliente el aceite en un sartén grande o en un horno holandés a fuego medio. Añada la cebolla y el ajo, cocine y remueva hasta que despidan sus aromas. Agregue el cerdo picado en cubos y cocine hasta que el exterior esté dorado.

Lleve la preparación a la olla de cocción lenta, y remueva con la salsa verde, los jalapeños y los tomates.

Cubra y cocine en modo Alto por 3 horas. Posteriormente, reduzca el fuego a modo Bajo, y cocine entre 4 a 5 horas.

Cerdo al chile verde dulce

Ingredientes
3 libras de paleta de cerdo
2 tazas de salsa
1 (12 onzas liquidas) lata o botella de una bebida carbonatada con sabor a cola
2 tazas de azúcar morena
½ (1.27 onzas) paquete de condimento para fajitas
2 cucharadas de condimento para tacos
1 (7 onzas) lata de chiles verdes picados
Instrucciones
Introduzca el cerdo en la olla de cocción

lenta, y añada 4 tazas de agua. Cocine en modo Alto por 5 horas.

Extraiga el cerdo de la olla de cocción lenta, retire el líquido residual. Corte el cerdo en 4 piezas. En una licuadora mezcle la salsa, el refresco, la azúcar morena, el condimento para fajitas, el condimento para tacos, y los chiles verdes, luego vierta en la olla. Añada el cerdo, y cocine en modo Alto por 3 horas más.

Extraiga el cerdo, y desgárrelo con 2 tenedores. Sirva.

Lomo de cerdo con chipotle picante

Ingredientes

4 libras de lomo de cerdo picado en cubos
1 (16 onzas) tarro de salsa picante
1 (7 onzas) lata de chiles verdes picados
1 (7 onzas) lata de chiles chipotles en salsa de adobo
2 limas exprimidas

Instrucciones

Introduzca el lomo de cerdo en la olla de cocción lenta. Agregue el picante, los chiles verdes, los chiles chipotles y el jugo de lima.

Cubra la olla y cocine en modo Alto hasta que la carne esté lo suficientemente tierna como para que pueda desgarrarse fácilmente con 2 tenedores, alrededor de 5 horas. Extraiga el cerdo, y desgárrelo en una tabla de cortar. Devuélvalo a la olla. Continúe cocinando en modo Bajo un período de 3 a 4 horas.

Cerdo mechado con arroz

Instrucciones

1 (3 libras) lomo de cerdo deshuesado, picado en piezas de 2 pulgadas
½ cucharadita de sal
2 (4 onzas) latas de chiles verdes picados
3 dientes de ajo machacados
¼ taza de salsa de chipotle
3 ¼ tazas de agua
1 ½ tazas de arroz blanco de grano largo sin cocinar
¼ taza de jugo fresco de lima
¼ taza de cilantro picado

Instrucciones

Coloque el lomo en la olla de cocción lenta, sazone con sal. Agregue los chiles y el ajo sobre el lomo, vierta la salsa de chipotle y ½ taza de agua. Cubra la olla y cocine durante 7 horas en modo Bajo.

En una olla, agregue las 2 ¾ tazas de agua restantes y cocine el arroz. Agregue el jugo de lima y el cilantro. Reduzca a fuego bajo, cubra, y deje hervir durante 20 minutos.

Extraiga el cerdo de la olla, y use 2 tenedores para desgarrarlo. Devuelva el cerdo a la olla, y déjelo 15 minutos más para que absorba parte del líquido. Sirva sobre el arroz cocinado.

Cerdo guisado con frijoles

Ingredientes
1 taza de caldo de pollo bajo en sodio
1 (14.5 onzas) lata de tomates picados bajos en sodio
2 (14.5 onzas) latas de frijoles cannllini escurridos y lavados
2 tazas de escarola o col rizada picada
½ taza de pepitas
2 libras de paleta de cerdo, limpio de excesos de grasa
1 cucharada de chile en polvo
½ cucharadita de hojuelas de chile rojo
½ cucharadita de kosher o sal marina

3 dientes de ajo partidos a la mitad

Instrucciones

Mezclar el chile en polvo, el chile rojo y la salsa para preparar el picante. Frotar sobre la paleta de cerdo 1 hora antes de cocinarlo o la noche anterior.

Refrigerar la carne hasta que esté lista para cocinarse. Introduzca el cerdo en la olla de cocción lenta con el ajo. Agregue el caldo. Cocine en modo Bajo entre 5-6 horas.

Remueva la tapa de la olla y desgarre la carne en trozos grandes. Añada los tomates picados, los frijoles y la escarola. Cocine 1 hora más.

Antes de servir, tostar las pepitas en un sartén. Sirva el cerdo guisado tibio, coronado con las pepitas.

Cerdo en salsa verde

Ingredientes

1 cucharada de aceite de canola
1 (3 libras) de lomo de cerdo
11 onzas de salsa verde

Instrucciones

Caliente el aceite en un horno holandés grande a fuego medio-alto. Dore el cerdo en el aceite caliente, entre 2 a 3 minutos cada lado. Transfiera el cerdo a la olla de cocción lenta. Agregue la salsa verde.

Cocine en modo Bajo por 5 horas.

Desagarre el cerdo en tiras con 2 tenedores, remuévalo con la salsa. Continúe cocinándolo en modo Bajo entre 1 a 3 horas más.

Cerdo mechado en salsa barbacoa

Ingredientes
1 (8 onzas) lata de salsa de tomate
1 taza de salsa barbacoa
1 cebolla picada
2 (4 onzas) latas de chiles verdes picados
¼ taza de chile en polvo
1 cucharadita de comino molido
1 cucharadita de orégano seco
¼ cucharadita de canela molida
2 ½ libras de lomo de cerdo limpio de excesos de grasa
½ taza de cilantro fresco picado

Instrucciones
En una olla de cocción lenta de 3 cuartos o más grande, mezcle bien la salsa de tomate, la salsa barbacoa, la cebolla, los

chiles verdes, el chile en polvo, el comino, el orégano y la canela. Introduzca el cerdo en la olla, y agregue la preparación.

Cubra la olla y cocine en modo Bajo entre 8 a 10 horas, o hasta que el cerdo esté tierno.

Extraiga el cerdo y colóquelo en una tabla para picar. Use 2 tenedores para desgarrar la carne en tiras. Sirva con la salsa y cilantro.

Parte 2

INTRODUCCIÓN

Los tiempos ciertamente han cambiado. La gente, en todo el mundo, vive una vida acelerada para mantenerse al día con las demandas de la nueva generación. Con todo el mundo tan concentrado en ganarse la vida, la mayoría de los hogares tienen tanto padres como madres que trabajan a tiempo completo solo para sufragar los gastos mensuales de la familia. Y aunque es un buen progreso para las madres competir igualmente en sus respectivos campos con los hombres, también es cierto que el tiempo que pasan con la familia, especialmente con los niños, está comprometido. Atrás quedaron los días en que las madres tienen tiempo para preparar comidas y tener suficiente tiempo para pasar en la cocina cocinando la cena de la familia. Afortunadamente, junto con los tiempos cambiantes, los avances tecnológicos han ayudado a aliviar los problemas creados por este mundo acelerado que todos vivimos actualmente. Hoy en día, muchos aparatos de cocina están disponibles y son asequibles para ayudar a los padres a preparar comidas rápidas y saludables para sus familias. Uno de los muchos aparatos de cocina que puede ser la solución a este problema actual es la olla de cocción lenta.

Las cocinas lentas han existido en el mercado durante décadas. A pesar de que su popularidad no ha llegado realmente a todos los hogares desde el inicio de su lanzamiento en la década de 1970, definitivamente ha facilitado su camino en la cocina actual porque se está convirtiendo en una necesidad para las mamás ocupadas. Las cocinas lentas pueden tomar irónicamente horas para preparar comidas suntuosas y saludables para la familia, pero su uso conveniente se deriva de no tener que vigilar la comida que cocina. Tiene un temporizador y ajuste de calor para que las madres no tengan que revisar qué cocinan cada pocos minutos. Incluso se puede dejar para cocinar las comidas durante la noche y almorzar para la familia a la mañana siguiente. Así de cómodo es usar una olla de cocción lenta. Aparte de la conveniencia de usar una olla de cocción lenta, en realidad hay evidencia científica que muestra que la cocción lenta tiene muchas ventajas que promueven la buena salud. Uno de los muchos beneficios para la salud de la cocción lenta es la retención de los buenos nutrientes de los ingredientes. Está probado y comprobado que cocinar a fuego lento no agota los nutrientes de la mayoría de los ingredientes. La cocción a alta temperatura o rápida usando todos los buenos nutrientes presentes en, por ejemplo, las verduras. Sin embargo, cuando las verduras se cocinan a fuego lento, los nutrientes como el licopeno se retienen en comparación con las verduras hervidas o al vapor que pierden la mayor parte de su valor nutricional. Además de conservar el valor nutricional de los ingredientes, los alimentos que se preparan durante largas horas reducen los riesgos de contaminación bacteriana. Las comidas que se preparan de forma rápida y rápida pueden dejarse poco cocinadas, lo que puede transmitir bacterias como la ecoli o la salmonella. Las comidas cocinadas lentamente definitivamente eliminan esos riesgos.

Convencido lo suficiente? Compre su propia olla de cocción lenta y comience a preparar las muchas recetas de cocción lenta de este libro. Estas comidas son extensas, ya que las recetas son comidas famosas de varias partes del mundo. Haga un viaje alrededor del mundo preparando comidas cocinadas a fuego lento presentadas en este libro de recetas. Tu familia definitivamente disfrutará estas recetas.

RECETAS AMERICANAS
NO TAN SLOPPY JOES
(Rinde 4 porciones - Tiempo de cocción: 6 horas)

Ingredientes:
- Solomillo molido de ½ kilo o carne molida magra
- 1 c. pasta de tomate
- ½ c. tomate cátsup
- 1 cucharada. vinagre destilado

- 2 cucharadas. Cebolla blanca, finamente picada
- 1 diente de ajo, picado finamente
- 1 c. agua
- 1 cucharada. azúcar refinada
- 1 cucharada. Salsa inglesa
- Sal y pimienta para probar

Direcciones:
1. Coloque todos los ingredientes en la olla de cocción lenta. Dejar por al menos 6 horas o hasta que esté cocido.
2. Servir en bollos de hamburguesa a la plancha.
3. Disfruta.

CARNE ASADA TIERNO

(Rinde 4 porciones - Tiempo de cocción: 8 horas)

Ingredientes:
- 1 kilo de costillas de res, con hueso
- 1 ½ c. Shitake o setas blancas, en rodajas
- 1 lata de crema de champiñones
- 1 cucharada. Salsa inglesa
- 2 cucharadas. vino rojo seco
- Pimienta molida al gusto

Direcciones:
1. Coloque los champiñones en el fondo de la olla de cocción lenta. Coloque la costilla de ternera encima de ella. Vierta sobre el vino, la crema de champiñones y la salsa Worcestershire. Finalmente, espolvorear sobre la pimienta negra molida.
2. Cocine lentamente a fuego medio durante al menos 8 horas o toda la noche.
3. Servir y disfrutar.

ESTOFADO DE CERDO A FUEGO LENTO

(Rinde 6 porciones - Tiempo de cocción: 11 horas)

Ingredientes:
- 1 kilo de chuletas de cerdo
- ¼ c. harina
- 1 diente de ajo, picado finamente
- 1 cucharadita. pimentón ahumado
- ½ cucharadita. Hojuelas de pimienta roja
- 1 cucharadita. salsa de soja ligera
- 1 cebolla, picada finamente
- 1 hoja de laurel
- 2 papas medianas, en cuartos
- 1 zanahoria, cortada en cubitos

- 1 tallo de apio, picado muy fino.
- ½ c. vino blanco
- Sal y pimienta para probar

Direcciones:
1. Ponga todos los ingredientes en la olla de cocción lenta, comenzando con las chuletas de cerdo, luego los líquidos y los ingredientes secos.
2. Cocine lentamente a fuego lento durante al menos 11 horas.
3. Servir y disfrutar.

TARTA DE MANZANA FÁCIL DE HACER

(Rinde 4 porciones - Tiempo de cocción: 5 horas)

Ingredientes:
- 4 manzanas verdes Granny Smith, peladas y en cubos
- 1 cucharadita. Canela en polvo
- ¼ cucharadita. Nuez moscada en polvo
- ½ c. leche de almendras
- 1 cucharada. Mantequilla, temperatura ambiente
- ½ c. azúcar granulada
- 1 huevos orgánicos
- ½ cucharadita. extracto de vainilla

- 1 cucharada Vainilla
- 1 c. Mezcla de panqueques, dividida en 2 medias tazas.
- ¼ c. azúcar morena
- 1 ½ cucharada. mantequilla, refrigerada

Direcciones:

1. Engrasar la olla de cocción lenta con mantequilla derretida. Coloque las manzanas cortadas en cubitos con canela en el fondo de la olla. Vierta sobre la leche, el huevo, el azúcar granulado, la mantequilla a temperatura ambiente y la mezcla de media taza de panqueques.
2. En un tazón para mezclar, combine la mitad de la mezcla para panqueques, el azúcar morena y la mantequilla refrigerada. Cuchara esto sobre la olla. Esto servirá como la corteza.
3. Cocine lentamente a fuego lento durante 5 horas.

MAC FAVORITO DE TODOS LOS TIEMPOS Y TRES QUESOS

(Rinde 5 porciones - Tiempo de cocción: 5 horas)

Ingredientes:

- 2 c. Pasta campanilla o rigatoni, cruda
- 2 c. queso cheddar, en cubos
- 5 c. leche entera
- 4 cucharadas. mantequilla
- ½ c. Queso parmesano rallado
- ½ c. queso mozzarella rallado
- 1 c. crema espesa
- 1 cucharada. polvo de ajo
- Sal y pimienta para probar

Direcciones:

1. Coloque la pasta cruda en la parte inferior de la olla de cocción lenta. Colocar sobre el queso cheddar y la leche. Por último, añadir la mantequilla y los condimentos.
2. Cocine lentamente a fuego alto durante una hora y luego reduzca a bajo y cocine por otras 4 horas. Antes de servir el plato, espolvorea el queso parmesano y la mozzarella más la crema espesa. Mezclar bien.
3. Servir y disfrutar.

RECETAS INDIAS

CURRY DE POLLO Y HUEVO

(Rinde 4 porciones - Tiempo de cocción: 10 horas)

Ingredientes:
- 4 alitas de pollo grandes
- 1 cebolla blanca, finamente picada
- 2 papas, picadas
- 1 lata de tomates cortados en cubitos
- 2 cucharadas. aceite de coco
- 1 jengibre del tamaño de un pulgar, rallado
- 1 cucharadita. comino en polvo
- 1 cucharadita. Polvo de paprika española
- 2 cucharaditas. azúcar de coco
- 1 cucharadita. sal yodada
- 1 cucharadita. polvo de cúrcuma
- 1 cucharadita. chile rojo en polvo
- 4 huevos orgánicos duros, retirados de la cáscara.

Direcciones:
1. Coloque las alitas de pollo, los tomates, la cebolla, las papas, el aceite de coco, el jengibre, el azúcar de coco, el pimentón y la mitad de la sal, la cúrcuma y el chile en polvo en una olla de cocción lenta. Encienda la olla a fuego lento y cocine por 9 horas o hasta que el pollo esté cocido.
2. Una vez que las alitas de pollo estén

cocidas, espolvoree la sal restante, la cúrcuma y el chile en polvo alrededor de los huevos duros. Ponga estos en la olla de cocción lenta y cocine por otros 30 minutos.
3. Servir con un lado de arroz blanco al vapor o pan de molde indio.

PUNJABI TRATADO CON UN TOQUE VEGETARIANO

(Rinde 4 porciones - Tiempo de cocción: 2 horas)

Ingredientes:
- 1 calabacín grande, cortado en cubitos
- 1 papa amarilla grande, cortada en cubitos
- 1 jengibre del tamaño de un pulgar, rallado
- 6 dientes de ajo, picados
- 1 cucharada. comino en polvo
- 1 cucharadita. chile rojo en polvo
- 1 cucharada. pasta de masala
- 1 cucharada. Chili Serraro, Picado
- ¼ c. aceite de coco
- Sal y pimienta para probar
- Cilantro fresco al gusto.

Direcciones:
1. En una olla de cocción lenta, mezcle el calabacín, la papa, la cebolla, el ajo, el chile serrano, el jengibre, el comino, el chile en polvo, el masala, la cúrcuma y el aceite de coco. Use una cuchara de madera para mezclar suavemente los ingredientes, asegurándose de que las especias infundan las verduras. Cocine estos a fuego alto durante una hora.
2. Después de una hora, use la cuchara de madera para volver a mezclar los vegetales, esta vez asegurándose de que no se pegue en el fondo de la olla. Cocine a fuego medio durante otra hora.
3. Después de la segunda hora, verifique si hay demasiada humedad en la mezcla. Si se cocina a fuego lento durante otra media hora. Espolvorear sobre la sal y el cilantro fresco.
4. Servir y disfrutar.

BIRYANI DE CORDERO Y ARROZ

(Rinde 6 porciones - Tiempo de cocción: 8 horas)
Ingredientes:

- 2 c. Arroz Biryani, grano largo
- 3 c. agua fría
- 1 kilo de cordero al hueso, con hueso.
- 1 c. leche de coco
- 1 cucharada. chile rojo en polvo
- ½ cucharadita. polvo de cúrcuma
- 1 cucharada. cilantro en polvo
- 2 cucharadas. condimento
- Un polvo de hinojo pellizco
- Pellizcar semillas de cardamomo, machacadas
- Jugo de un limón
- Cáscara de medio limón.
- Sal y pimienta para probar

Direcciones:

1. En una olla de cocción lenta, coloque los hombros de cordero, leche de coco, masala y todas las especias. Cocine a fuego lento durante 7 horas.
2. Usando una cazuela, cocinar el arroz. Coloque el arroz en 3 tazas de agua fría y espere a que hierva. Tan pronto como el agua hierva, baje el fuego y cocine por otros 10 minutos. Apague el fuego, retire la cubierta y esponje el arroz. Dejar de lado.

3. Después de 7 horas, compruebe la olla de cocción lenta. Si el cordero está tierno y la leche se ha reducido, coloque el arroz cocido sobre el cordero. Dejar cocer 30 minutos más.
4. Servir y disfrutar.

CURRY DE CARNE DE RES COCIDO LENTO

(Rinde 4 porciones - Tiempo de cocción: 9 horas)

Ingredientes:
- 1 cucharada. aceite de canola
- Solomillo de ternera de ½ kilo, cubitos de 2 pulgadas
- 2 dientes de ajo, picados
- 1 lata de tomates cortados en cubitos
- 1 cebolla, picada
- 1 pimiento verde pequeño, cortado en cubitos
- 1 cucharada. polvo de curry
- 1 jengibre del tamaño de un pulgar, rallado
- 1 c. consomé
- 1 cucharadita. polvo de pimentón

Direcciones:
1. Picar la carne en una sartén antiadherente

friendo en todos lados. No cocines demasiado la carne. Solo dore los cuatro lados. Dejar de lado.
2. Usando la misma sartén y aceite, saltear el ajo, el jengibre, el pimiento. Espolvorear sobre la sal y el curry en polvo. Por último, añadir los tomates. Cocine a fuego lento durante unos minutos. Dejar de lado.
3. Con una olla de cocción lenta, coloque la cebolla, la carne de res chamuscada y la mezcla de tomate. Cocinar durante 8 horas a fuego lento.
4. Servir y disfrutar.

FAMOSO POLLO CON MANTEQUILLA

(Rinde 4 porciones - Tiempo de cocción: 7 horas)

Ingredientes:
- 1 cebolla, cortada en cuartos
- 3 papas pequeñas, cortadas en cuartos
- 1 chile serrano, sin semillas y picado.
- 1 cucharada. Hojas de cilantro fresco, picadas.
- ½ kilo de pechuga de pollo, con piel
- 2 c. salsa de tomate
- ½ c. leche entera

- 1 cucharada. pasta de masala
- 2 cucharadas. mantequilla sin sal clarificada
- 1 cucharadita. canela en polvo
- Sal y pimienta para probar

Direcciones:

1. En una olla de cocción lenta, coloque la cebolla, las papas y el chile Serrano en la parte inferior. Coloque las pechugas de pollo en la parte superior, la piel hacia abajo. Espolvoree sobre las especias y luego coloque los palitos de mantequilla clarificada encima de esta. Finalmente, verter la salsa de tomate. Cocine a fuego lento durante 6 horas.
2. Después de 6 horas, controlar el pollo. Agregue la leche, las hojas de cilantro y sazone si es necesario. Cocinar por otros 30 minutos.
3. Servir con arroz biryani o pan plano

RECETAS CHINAS

SOPA CALIENTE Y AMARGA ESPECIAL

(Rinde 5 porciones - Tiempo de cocción: 7 horas)

Ingredientes:

- 2 c. brotes de bambú frescos, cortados en tiras finas
- 2 pechugas de pollo sin piel, molidas
- 1 paquete de tofu, en cubos
- 1 zanahoria grande, pelada y cortada en tiras finas
- 2 tallos de puerros, cortados en tiras
- 4 c. caldo de pollo
- ¼ c. Vino de arroz chino
- ¼ c. salsa de soja ligera
- 1 pomo de jengibre, rallado
- 3 dientes de ajo, rallados
- 1 cucharada. salsa picante
- ¼ c. agua
- 2 tazas maicena
- Sal y pimienta para probar

Direcciones:
1. Coloque todos los ingredientes en la olla de cocción lenta, pero deje de lado el tofu, la maicena y el agua. Cocine a fuego lento durante seis horas.
2. Mientras espera, mezcle el agua y la maicena. Dejar de lado.
3. Agregue la mezcla de maicena y el tofu a la sopa después de 6 horas. Cocinar durante otra hora.

4. Servir y disfrutar

CARNE ESMALTADA DE ESTILO MONGOL

(Rinde 5 porciones - Tiempo de cocción: 5 horas

Ingredientes:
- Solomillo de ½ kilo, cortado en tiras
- ¼ c. maicena
- 2 cucharadas. aceite de cacahuete
- 1 cucharadita. aceite de sésamo
- ½ cucharadita. El jengibre rallado
- 1 cucharadita. ajo, rallado
- ¾ c. salsa de soja ligera
- ½ c. agua
- ¼ c. Vino de arroz chino
- ¾ c. azúcar morena
- ½ c. Zanahorias, peladas y cortadas en tiras finas.
- 5 tallos de cebolletas, picadas

Direcciones:
1. Cepille la olla de la olla de cocción lenta con aceite de sésamo. Precaliente a fuego lento.
2. Cubra las tiras de solomillo en maicena. Coloque la carne en la parte inferior de la olla. Coloque el resto de los ingredientes

en la olla de cocción lenta. Cocine por 5 horas a fuego lento.
3. Servir con un tazón de arroz y un lado de brotes de soja.

TERNERA TRADICIONAL CON FLORETES DE BRÓCOLI

(Rinde 5 porciones - Tiempo de cocción: 6 horas)

Ingredientes:
- Lomo de ternera de ½ kilo, cortado en tiras
- 1 c. caldo vegano
- ½ c. salsa de soja ligera
- 1 cucharada. salsa de ostras
- 1 cucharada. Vino de arroz chino
- ¼ c. azúcar morena
- 1 cucharada. aceite de cacahuete
- 3 dientes de ajo, rallados
- 2 cucharadas. Maicena
- 3 c. floretes de brócoli fresco

Direcciones:
1. Coloque las tiras de lomo en la parte inferior de la olla de cocción lenta. Coloque sobre el resto de los ingredientes a excepción de la maicena. Cocine a fuego lento durante 5 horas y media.

2. Después de 5 horas y media, disolver la maicena en la salsa de la carne con brócoli. Después de que se disuelva, mezclar bien todos los ingredientes. Cocine por otros 30 minutos o hasta que la salsa espese.
3. Servir y disfrutar.

CONGEE DE POLLO CHINO

(Rinde 6 porciones - Tiempo de cocción: 4 horas)

Ingredientes:
- ½ c. arroz glutinoso crudo
- 1 c. jazmín crudo o arroz tailandés
- 8 c. caldo vegano
- 1 pomo de jengibre, cortado en tiras.
- 6 cebolletas, en rodajas finas
- 2 pechugas de pollo, cortadas en tiras
- 2 dientes de ajo, picados
- 4 cucharadas. salsa de pescado
- Pimienta al gusto
- 1 cucharada. aceite de sésamo
- 1 cucharada. salsa de soja ligera
- Cebollas verdes, picadas

Direcciones:
1. Coloque el arroz glutinoso, el arroz tailandés, el caldo, el jengibre, el ajo y las

cebolletas en la olla de cocción lenta. Cocine a fuego alto durante 2 horas. Revuelva el congee cada media hora.
2. Agregue el pollo y cocine por otras 2 horas a fuego medio.
3. Mientras esperas, freír un poco de ajo picado. Retirar del aceite una vez que estén doradas. Freír también algunas cebolletas en rodajas finas. Retirar del aceite una vez que estén doradas. Dejar de lado.
4. Revise el congee y vea si el pollo está tierno y si los granos de arroz se han reventado.
5. Sirva en un tazón con ajo crujiente, cebolletas crujientes y cebollas verdes. Servir con un lado de aceite de sésamo y salsa de soja para un sabor extra.

CHOW MEIN CLÁSICO DE CERDO

(Rinde 6 porciones - Tiempo de cocción: 7 horas)

Ingredientes:
- 2 cucharadas. aceite de palma
- Hombro de cerdo de ½ kilo, cortado en cubos de 1 pulgada

- 12 zanahorias baby, peladas
- 8 tallos de cebollas verdes, picadas
- 1 tallo de apio, picado
- 1 c. caldo de cerdo
- 1 cucharada. azúcar blanca
- ¼ c. salsa de soja ligera
- ¼ cucharadita. Hojuelas de pimienta roja
- 1 cucharadita. jengibre fresco, picado
- 2 dientes de ajo, picados
- 1 c. brotes de soja fresca
- 1 c. Castañas de agua, en cuartos
- ¼ c. maicena
- ¼ c. agua fría
- Pimienta al gusto

Direcciones:

1. Picar los cubos de cerdo en una sartén antiadherente con aceite de palma.
2. Una vez que los cubos de cerdo estén chamuscados por todos lados, colóquelos en una olla de cocción lenta. Agregue todos los ingredientes a excepción de la maicena y el agua fría. Cocine a fuego lento durante 6 horas o hasta que el cerdo esté tierno.
3. En un tazón pequeño, disuelva la maicena en agua fría. Añadir la suspensión en la

olla de cocción lenta. Deja la tapa ligeramente abierta y aumenta el fuego a alto. Cocine por otros 20 minutos o hasta que la salsa espese.
4. Servir con fideos de huevo cocidos.

RECETAS MEXICANAS

SOPA SABROSA DE TORTILLA DE PAVO

(Rinde 4 porciones - Tiempo de cocción: 8 horas)

Ingredientes:
- ½ kilo de hueso de pechuga de pavo
- 1 cebolla roja, cortada en cubitos
- ½ pimiento rojo, sin semillas y picado
- 2 dientes de ajo, picados
- ½ c. caldo de carne
- 1 lata de tomates pelados enteros
- 1 c. salsa de tomate
- 1 lata pequeña de chiles verdes, picados
- 1 cucharadita. Hojuelas de pimienta roja
- 1 cucharadita. polvo de orégano
- ½ cucharadita. comino en polvo
- ½ paquete de calabaza amarilla congelada, en rodajas
- ½ c. Judías verdes, en rodajas

- 1 jugo de lima
- ¼ c. cilantro fresco, picado
- Sal y pimienta para probar
- Crema agria y tortilla tostada como guarnición.

Direcciones:

1. En una olla de cocción lenta, mezcle las pechugas de pavo, la cebolla, el pimiento, el ajo, el caldo de res, los tomates, la salsa de tomate, los chiles verdes, las hojuelas de pimiento rojo, el orégano y el comino. Espolvorear con un poco de sal y pimienta. Cocine a fuego lento durante 7 horas o hasta que las pechugas de pavo estén tiernas.
2. Agregue la calabaza amarilla rebanada descongelada y las judías verdes. Cocinar durante otra hora.
3. Antes de servir, retire los huesos de pavo y agregue el jugo de limón.
4. Servir con una cucharada de crema agria y un lado de la tortilla tostada.

TACOS DE CERDO TIRADOS

(Rinde 4 porciones - Tiempo de cocción: 9 horas)

Ingredientes:
- ½ kilo de cerdo, estilo country o costilla
- ½ cucharada. chile rojo en polvo
- 1 cebolla blanca, troceada
- ½ c. cerveza
- 7 oz. Chipotles En Salsa Adobo, Cortados En Cuadritos
- 4 a 8 tortillas de harina pequeñas
- ½ c. tomates, cortados en cubitos
- ½ c. queso cheddar rallado
- 1 c. lechuga romana, rallada
- ¼ c. crema agria

Direcciones:
1. Frote la carne de cerdo con chile en polvo, sal y pimienta. Ponga el cerdo en el fondo de la olla de cocción lenta. Coloque las cebollas en cuartos entre las rodajas de cerdo. Vierta la cerveza y el chile chipotle con la salsa. Mezclar bien. Cocine a fuego lento durante 8 horas o hasta que la carne de cerdo esté realmente tierna.
2. Retire la carne de cerdo de la olla de cocción lenta y use un par de tenedores para desmenuzar la carne. Dejar de lado.
3. Transfiera la salsa sobrante a una cacerola.

Deje que hierva a fuego lento durante 30 minutos hasta que se reduzca. Vuelva a poner el cerdo rallado. Cocine a fuego lento durante otros 30 minutos.
4. Sirva sobre una tortilla caliente con un lado de tomates, lechuga, crema agria y queso rallado.

MENUDO DE CERDO COCIDO LENTO

(Rinde 6 porciones - Tiempo de cocción: 6 horas)

Ingredientes:
- 1 kilo de lomo de cerdo, cortado en cubos de 1 pulgada
- 2 cucharadas. Salsa inglesa
- 4 cucharadas. aceite de palma
- 2 cebollas grandes, picadas
- 1 pimiento verde mediano, sin semillas y cortado en cubitos.
- 2 dientes de ajo, picados
- 2 cucharadas. Pasas
- ½ cucharadita. polvo de orégano
- 1 hoja de laurel
- 10 tomates medianos, sin semillas y cortados en cubitos.
- 1 zanahoria grande, pelada y cortada en

cubos de media pulgada
- 1 papa grande, pelada y cortada en cubitos de media pulgada
- ½ c. guisantes verdes
- 2 cucharadas. diseminación del hígado
- Sal y pimienta para probar

<u>Direcciones:</u>

1. Cubra los hombros de cerdo en cubos con salsa Worcestershire y déjelos en el refrigerador durante una hora.
2. Picar los cubos de cerdo en una sartén antiadherente. Asegúrese de que el aceite esté caliente antes de poner la carne de cerdo. Dore el cerdo pero manténgalo a medio cocer.
3. Transfiera el cerdo a una olla de cocción lenta. Encienda la olla de cocción lenta y mantenga el calor bajo.
4. Usando la misma sartén, saltee el ajo, la cebolla, el pimiento, la hoja de laurel, el orégano, la sal y la pimienta. Transfiera estos a la olla de cocción lenta, sobre la capa de carne de cerdo. Añadir los tomates picados y las pasas. Cocine a fuego lento durante 5 horas. Mezclar de vez en cuando.

5. Después de 5 horas, agregar la papa y la zanahoria. Cocinar durante 40 minutos.
6. Finalmente, agregue el hígado y los guisantes verdes y cocine por otros 10 minutos.
7. Servir con un plato de arroz blanco o pan plano.

CARNE ASADA DE CARNE

(Rinde 5 porciones - Tiempo de cocción: 6 horas)

Ingredientes:
- 1 kilo de filete de costilla
- 1 cucharadita. Paprica española
- 1 cucharadita. comino en polvo
- 1 cucharadita. pimienta roja en polvo
- 1 cebolla roja pequeña, finamente picada
- 1 diente de ajo, picado
- 2 cucharadas. aceite de canola
- ¼ c. jugo de naranja fresco
- ¼ c. jugo de limón fresco
- ¼ c. jugo de limón fresco
- ¼ c. salsa de soja ligera
- 2 cucharadas. vinagre de sidra de manzana
- ½ c. cilantro fresco, picado finamente
- ¼ c. jalapeño en rodajas

- ½ c. la salsa
- Sal y pimienta para probar

Direcciones:

1. Combine todas las especias en polvo y el aceite de canola en un tazón para mezclar. Agregue también la cebolla picada y el ajo picado. Use la mezcla para marinar ambos lados del borde de la costilla.
2. En otro tazón, combine los jugos frescos y el vinagre. Dejar de lado.
3. Use el aceite de canola sobrante para engrasar la olla de cocción lenta. Coloque la costilla en el fondo de la olla de cocción lenta y luego vierta sobre la mezcla líquida. Cocine a fuego lento durante 5 a 6 horas.
4. Retire la costilla de la olla de cocción lenta y deje que se enfríe un poco. Corte el filete en tiras finas de aproximadamente 1 pulgada de largo. Coloque el filete rebanado de nuevo en la olla de cocción lenta. Cocinar por otros 30 minutos.
5. Sirva sobre una tortilla tibia cubierta con salsa, cilantro fresco y jalapeño en rodajas.

DIP DE FRIJOL NEGRO DELICIOSO

(Rinde 10 porciones - Tiempo de cocción: 3

horas)
Ingredientes:
- ½ paquete de queso crema, temperatura ambiente
- ½ paquete de queso fundido rápido, rallado
- 1 c. crema agria
- 1 cucharadita. comino
- 1 cucharadita. Paprica española
- ½ cucharadita. polvo de orégano
- 2 c. Queso Cheddar, Rallado
- ½ c. leche entera
- 1 lata grande de frijoles refritos

Direcciones:
1. Coloque el queso crema, el queso derretido, los frijoles refritos, el queso cheddar, la leche, las especias y la crema agria en una olla de cocción lenta. Cocine a fuego lento durante 3 horas. Mezclar de vez en cuando.
2. Compruebe la consistencia de vez en cuando. Servir con un bol de nachos. Disfrutar.

RECETAS COREANAS

GALBI DE COCCIÓN LENTA O COSTILLAS

CORTAS

(Rinde 4 porciones - Tiempo de cocción: 9 horas)

Ingredientes:
- 1 kilo de ternera costillas cortas, picadas de 2 pulgadas de largo
- 1 cebolla blanca, picada
- 1 zanahoria mediana, pelada y en rodajas
- 1 pera asiática pequeña, cortada en cubitos
- 2 cucharadas. polvo de ajo
- 1 cucharadita. jengibre en polvo
- 3 piezas. rábano rojo, en rodajas
- 1 paquete pequeño de setas shitake, empapadas en agua y cortadas en cuartos
- ½ c. salsa de soja ligera
- ¼ c. Vino de arroz chino
- 4 cucharadas. jarabe de maíz
- 1 cucharada. aceite de sésamo
- Pimienta al gusto

Direcciones:
1. Enjuague las costillas de ternera en agua fría. Retire el exceso de grasa también. Secar la carne con toallas de papel. Dejar de lado.
2. Coloque las verduras picadas, la pera, las

costillas de res, el ajo en polvo, el jengibre en polvo, la salsa de soya, el vino de arroz, el jarabe de maíz y la pimienta en una olla de cocción lenta. Cocine a fuego lento durante 9 horas. Mezclar de vez en cuando.
3. Antes de servir, rocíe sobre el aceite de sésamo. Disfrutar.

ESTOFADO DE RES COREANO CON VERDURAS

(Rinde 5 porciones - Tiempo de cocción: 6 horas)

Ingredientes

- 1 cucharada. aceite de sésamo
- 1 kilo de carne de flanco, cortado en cubos de 2 pulgadas
- ¼ c. salsa de soja ligera
- ¼ c. azúcar morena
- ¼ c. Vino de arroz chino
- 4 c. caldo de carne
- 2 cebollas rojas, picadas en trozos grandes
- 6 dientes de ajo machacados y picados.
- 4 piezas. Chile rojo asiático (opcional), picado
- 2 c. brotes de soja

- 1 cucharada. Maicena
- 2 c. La col china, picada en trozos pequeños
- 2 cucharadas. semillas de sésamo tostadas
- Sal y pimienta para probar

Direcciones:

1. Calentar el aceite de sésamo en una sartén antiadherente. Sellar la carne a fuego alto. Condimentar con sal y pimienta.
2. Transfiera la carne chamuscada a una olla de cocción lenta.
3. Usando la misma sartén, hierve la salsa de soja, el azúcar y el vino. Agregue la mezcla a la carne chamuscada en la olla de cocción lenta. Añadir las cebollas y el ajo. Cocine a fuego lento durante 2 horas.
4. Después de dos horas, agregue el chile y cocine por otra hora.
1. Blanquear los brotes de soja en agua hirviendo y luego escurrir. Dejar de lado.
5. Use aproximadamente 2 cucharadas de agua hirviendo para disolver la maicena. Añadir la suspensión a la olla de cocción lenta. Mezclar bien. Cocinar por otras 2 horas.
6. Por último, añadir la col china. Cocinar por

otros 30 minutos.
7. Servir con arroz al vapor.

POLLO A LA BRASA COREANO

(Rinde 5 porciones - Tiempo de cocción: 4 horas)

Ingredientes:
- 1 pollo entero, cortado en trozos
- 5 c. agua
- 2 papas grandes, cortadas en círculos
- 1 zanahoria grande, cortada en círculos
- 1 cebolla blanca, cortada en aros.
- 1 cucharada. Copos de pimiento rojo (se pueden reducir para disminuir el calor)
- 100 gramos. Tallarines coreanos de celofán o papa empapados en agua tibia
- 3 champiñones shitake grandes, empapados en agua y cortados en rodajas finas
- 3 tallos de cebolla tierna, picada de 1 pulgada de largo
- 1 cucharadita. semillas de sésamo tostadas
- ¼ c. salsa de soja ligera
- 2 cucharadas. azúcar morena
- 2 cucharadas. vino blanco
- 1 cucharada. jarabe de maíz

- 2 dientes de ajo, picados
- 1 pomo pequeño de jengibre, picado
- 2 cucharaditas. aceite de sésamo
- Pimienta al gusto

Direcciones:

1. Hervir el agua en una cazuela profunda. Coloque el pollo y hierva durante 5 minutos para eliminar el exceso de grasa. Escurrir (reservar 1 taza) y enjuagar el pollo. Seque con toallas de papel y luego transfiera a una olla de cocción lenta. Vierta sobre la salsa de soja, el vino, el azúcar, el jarabe de maíz, el ajo, el jengibre, la pimienta y el aceite de sésamo. Añadir aproximadamente 1 taza de agua hirviendo. Mezclar bien. Cocine a fuego lento durante 3 horas a fuego lento.
2. Agregue las zanahorias, las cebollas, los fideos, los champiñones y las papas y cocine por una hora más. Mezclar de vez en cuando.
3. Finalmente, agregue los hojuelas de pimiento rojo, las cebollas verdes y las semillas de sésamo. Cocinar por otros 30 minutos
4. Servir y disfrutar.

GUISO DE CERDO KIMCHI

(Rinde 4 porciones - Tiempo de cocción: 6 horas)

Ingredientes:
- ½ kilo de vientre de cerdo, cortado en trozos
- 1 c. Kimchi, hecho en casa o comprado en la tienda.
- 1 ½ c. agua kimchi
- ½ paquete de tofu sedoso, rebanado
- 1 tallo de cebolla de puerros, picados
- 1 diente de ajo, picado
- 1 cucharadita. jengibre en polvo

<u>Direcciones:</u>

1. El agua de kimchi no es agua especial. Una vez que se retira el kimchi de su recipiente, use el recipiente para contener 1 taza y media de agua. Eso es kimchi agua.
2. Combine el kimchi y el agua de kimchi en la olla de cocción lenta. Cocinar estos durante una hora a fuego lento.
3. Después de una hora, agregue el vientre de cerdo, el ajo y el jengibre. Cocinar por otras 4 horas.
4. Finalmente, añadir los puerros de tofu y cebolla. Cocinar por otros 30 minutos.

5. Servir y disfrutar.

BULGOGI DE CERDO CON UN GIRO

(Rinde 4 porciones - Tiempo de cocción: 7 horas)

Ingredientes:
- Hombro de cerdo de ½ kilo, en rodajas finas
- 1 pera asiática pequeña, cortada en cubitos
- 6 dientes de ajo, picados
- 2 cucharadas. salsa de soja ligera
- 2 cucharadas. sriracha o tabasco
- 1 cucharadita. Hojuelas de pimienta roja
- 1 cucharadita. jengibre en polvo
- 1 pimiento rojo, en rodajas finas
- 1 cucharada. jarabe de maíz
- 2 cebollas blancas, picadas
- 1 cucharadita. semillas de sésamo tostadas
- ¼ c. cebolletas, picadas
- Pimienta al gusto

Direcciones:
1. Con un procesador de alimentos, mezcle la pera asiática, el ajo, la salsa de soja, la sriracha o el tabasco, los hojuelas de pimiento rojo y el jengibre en polvo.

Utilice esta pasta para marinar el cerdo. Dejar en la nevera durante una hora.
2. Coloque la carne de cerdo con la marinada, las cebollas, el jarabe de maíz y la pimienta negra en una olla de cocción lenta. Cocine a fuego lento durante 6 horas.
3. Agregue los pimientos y las cebolletas y cocine por otros 30 minutos.
4. Espolvorear sobre las semillas de sésamo antes de servir. Disfrutar.

RECETAS ESPAÑOLAS

LENGUA Y CHAMPIÑONES (LENGUA DE BUEY Y CHAMPIÑONES)

(Rinde 6 porciones - Tiempo de cocción: 7 horas)

Ingredientes:
- Tongue kilo lengua de vacuno
- 1 cebolla blanca, cortada en cubitos
- 2 dientes de ajo, picados
- 1 hoja de laurel
- 1 cucharadita. grano de pimienta entero
- 6 huevos de codorniz duros
- 1 lata de crema de champiñones
- 1 lata de champiñones, conserva la

salmuera
- ½ c. agua
- 2 cucharadas. mantequilla sin sal
- 1 cucharada. Salsa inglesa

Direcciones:
1. Coloque toda la lengua de buey en una olla de cocción lenta. Agregue el agua, la salmuera de champiñones, la cebolla, el ajo y la salsa Worcestershire. Cocine a fuego lento estos a fuego lento durante 5 horas.
2. Controlar la ternura de la lengua de buey. Si aún es difícil, manténgalo en la olla por otra hora a fuego alto. Si está tierno, retírelo de la olla de cocción lenta y córtelo con un espesor de ½ pulgada.
3. Coloque los filetes de buey en la olla de cocción lenta. Agregue la crema de champiñones, champiñones, laurel, granos de pimienta, huevos y mantequilla. Cocine a fuego lento durante 2 horas.
4. Sirva con un tazón de arroz o una cucharada de puré de papas.

CALLOS (TRIPA DE BUEY EN SALSA DE TOMATE)

(Rinde 5 porciones - Tiempo de cocción: 10 horas)

Ingredientes:
- ½ kilo buey tripa
- ½ kilo de carne de vacuno ósea
- 2 tallos de apio
- 1 cebolla blanca, entera
- 1 zanahoria pequeña, entera
- 3 dientes de ajo, enteros
- 5 c. caldo de hueso
- 1 chorizo de ibérico, en rodajas.
- 2 dientes de ajo, picados
- ½ cebolla blanca, cortada en cubitos
- 1 hoja de laurel
- ½ cucharadita. hojas secas de orégano
- 1 chile rojo asiático, picado
- ½ c. pasta de tomate
- 2 pts. Aceite de canola
- ½ c. zanahoria, en cubos
- ½ c. pimientos rojos, cortados en cubitos
- ½ c. Garbanzos, de lata, escurridos.
- ¼ c. aceitunas verdes, picadas
- Sal y pimienta para probar

Direcciones:
1. En una olla, combine el agua, la tripa de buey, el hueso de la espina de res, el apio, la cebolla entera, la zanahoria entera y los dientes de ajo enteros. Hervir estos durante 2 horas a fuego medio. Retire la escoria de vez en cuando para eliminar el exceso de grasa e impurezas. Después de 2 horas, reservar 5 tazas del caldo de hueso.
2. Retire la tripa de buey de la olla, córtela en cuadrados de 1 pulgada y colóquela en la olla de cocción lenta. Coloque el hueso de la espina de la carne también. Finalmente vierta el caldo encima. Cocine a fuego lento durante un par de horas.
1. Retire el hueso de carne de la olla de cocción lenta. Compruebe si el caldo se ha evaporado. Si hay demasiado caldo en la olla de cocción lenta, retire aproximadamente 1 taza de la olla de cocción lenta.
3. Agregue la pasta de tomate, el chorizo, el ajo, la cebolla, la hoja de laurel, el orégano y el chile. Sazone estos con sal y pimienta. Revuelva bien. Cocine a fuego lento durante 6 horas o hasta que la tripa esté

completamente tierna.
4. Usando una sartén antiadherente, saltee las zanahorias, el pimiento, los garbanzos y la aceituna en aceite de canola. Sazone estos también con sal y pimienta. Dejar de lado. Agregue estos a la olla de cocción lenta 2 horas antes de servir los callos.
5. Servir con pan de mollete o arroz.

SOPA DE AJO (SOPA DE AJO)

(Rinde 6 porciones - Tiempo de cocción: 8 horas)

Ingredientes:
- ¼ c. aceite de oliva
- 1 cebolla blanca, cortada en cubitos
- 4 bulbos de ajo, pelados y separados en clavos.
- 6 c. caldo de verduras
- 1 limón, jugo
- 1 tomate, cortado en cubitos
- 1 c. queso feta
- 1 c. crutones
- 2 tallos de cebolla verde picada
- Sal y pimienta para probar

Direcciones:

1. Combine el aceite, la cebolla y el ajo en la olla de cocción lenta, cocine a fuego lento durante 5 horas.
2. Agregue el caldo de verduras y cocine por un par de horas más.
3. Transfiera la mezcla a una licuadora y pulse hasta que esté suave. Coloque de nuevo en la olla de cocción lenta. Agregue el jugo de limón, sal y pimienta.
4. Servir en un tazón con tomates, queso feta y crutones.

OLLA DE COCCIÓN LENTA ADOBO ESPAÑOL

(Rinde 6 porciones - Tiempo de cocción: 8 horas)

Ingredientes:
- 1 kilo de pollo entero, cortado en trozos de 2 pulgadas
- ½ kilo chorizo de bilbao, en rodajas
- 1 pimiento rojo, picado
- 1 cebolla blanca, cortada en cubitos
- 2 dientes de ajo, picados
- 1 cucharadita. polvo de orégano
- ½ cucharadita. hojuelas de pimiento rojo (opcional)

- 1 lata de tomates triturados
- ½ c. pasta de tomate
- ½ c. aceitunas verdes, en rodajas

Direcciones:

1. Cepille la olla de cocción lenta con aceite. Coloque las partes de pollo en el fondo de la sartén. Agregue el chorizo, el pimiento, la cebolla, el ajo, el polvo de orégano, las hojuelas de pimienta, los tomates triturados y la pasta de tomate. Cocine a fuego lento durante 6 horas.
2. Comprobar si el pollo está tierno. Si aún no está tierno, agregue 2 horas más de cocción.
3. Servir con un bol de arroz blanco.

CARNE DE CERDO

(Rinde 6 porciones - Tiempo de cocción: 9 horas)

Ingredientes:

- ½ kilo de lomo de puerco, entero
- 1 cebolla roja, picada
- 1 diente de ajo, picado
- 1 pimiento verde, cortado en cubitos
- 1 chile verde ojo de pájaro, picado
- 2 cucharadas. Salsa de barbacoa

- Sal y pimienta para probar

Direcciones:
1. Coloque el cerdo, con la piel hacia abajo, en la olla de cocción lenta. Agregue las cebollas, el ajo, el pimiento y el chile. Condimentar con sal y pimienta. Cocine a fuego alto durante 4 horas.
2. Retire la carne de cerdo de la olla de cocción lenta. Cortarlo en tiras. Dejar de lado.
3. Combine la salsa de barbacoa con las gotas de cerdo que quedan dentro de la olla de cocción lenta. Cocine a fuego lento durante 20 minutos.
4. Rociar la salsa sobre el cerdo. Servir y disfrutar.

RECETAS MEDITERRANEAS

MUSLOS DE POLLO MEDITERRÁNEOS

(Rinde 4 porciones - Tiempo de cocción: 4 horas)

Ingredientes:
- Muslos de pollo de ½ kilo, con piel
- 2 cucharadas. aceite de oliva
- 1 cucharadita. polvo de orégano
- 1 cucharadita. tomillo en polvo

- 1 limón, jugo
- 2 dientes de ajo, picados
- 1 cebolla roja, cortada en cubitos
- 1 c. Aceitunas griegas
- 1 pimiento rojo, asado y cortado en cubitos.
- 1 cucharada. Alcaparras, enjuagadas y secas.
- Albahaca fresca para adornar
- Sal y pimienta para probar

Direcciones:

1. Lavar los muslos de pollo y secar con toallas de papel. Condimentar con sal y pimienta. Sellar el pollo en una sartén engrasada.
2. Transfiera el pollo chamuscado a una olla de cocción lenta engrasada. Agregue sobre las cebollas, los pimientos rojos, las alcaparras y la mezcla de jugo de limón, ajo, tomillo y orégano. Cocine a fuego lento durante 4 horas.
3. Servir el pollo cubierto con hojas frescas de albahaca.

SABROSO ASADO DE CERDO

(Rinde 4 porciones - Tiempo de cocción: 5

horas)

Ingredientes:

- ½ kilo de cerdo, cortado en cubitos de 1 pulgada
- 1 papa, cortada en cubitos
- 1 calabacín, cortado en cubitos
- 1 pimiento amarillo, sin semillas y cortado en cubitos.
- 1 cucharada. aceite de oliva
- 2 cebollas blancas, picadas
- 2 dientes de ajo, picados
- 1 c. caldo de res o de cerdo
- 2 cucharadas. pasta de tomate
- 1 cucharadita. polvo de orégano
- 1 c. botones de setas, escurridos
- Sal y pimienta para probar

Direcciones:

1. Engrasar la olla de cocción lenta con aceite de oliva. Coloque el cerdo en el fondo de la sartén. Coloque la papa, el calabacín y el pimiento entre la carne de cerdo. Cocine a fuego lento durante 2 horas.
2. En una sartén antiadherente, saltear las cebollas y el ajo. Agregar el caldo, la pasta de tomate y el orégano. Una vez que hierva, vierta esto en la olla de cocción

lenta. Condimentar con sal y pimienta. Cocine a fuego lento durante otras 2 horas.
3. Finalmente, agregue los champiñones. Cocinar durante otra hora.
4. Servir con un bol de arroz o pan.

CUSCÚS CON VERDURAS

(Rinde 6 porciones - Tiempo de cocción: 5 horas)

Ingredientes:
- 2 cucharadas. aceite de canola
- 2 cebollas blancas, picadas
- 2 dientes de ajo, picados
- 1 calabacín pequeño, cortado en cubitos
- 1 zanahoria grande, pelada y cortada en cubitos
- 1 lata de garbanzos, lavados y escurridos
- 1 cucharadita. polvo de cúrcuma
- 1 cucharadita. comino en polvo
- 1 pimiento verde, sin semillas y cortado en cubitos.
- 1 pimiento rojo, sin semillas y cortado en cubitos.
- 2 ramitas de cilantro, picadas
- 2 tomates, sin semillas y cortados en

cubitos.
- 3 c. caldo de verduras
- 1 cucharada. miel
- 1 limón, jugo
- 2 c. cuscús
- 1 cucharada. aceite de oliva virgen extra
- Sal y pimienta para probar

Direcciones:

1. En una sartén antiadherente, saltee las cebollas y el ajo en aceite de canola. Una vez que las cebollas se vuelven translúcidas, agregue el comino y la cúrcuma. Condimentar con sal y pimienta. Transfiera estos a la olla de cocción lenta. Añadir las otras verduras a excepción de las hojas de cilantro. Añadir el agua y la miel también. Temporada de nuevo. Cocine a fuego lento durante 5 horas.
2. Después de 5 horas, coloque el cuscús crudo en un tazón grande. Obtenga aproximadamente 2 tazas de caldo hirviendo de la olla de cocción lenta y vierta esto sobre el cuscús. Rocíe un poco de aceite virgen extra y jugo de limón. Revuelva y cubra por un par de minutos. Una vez que el cuscús aspira el agua, retire

la tapa y use un par de tenedores para esponjarla.
3. Servir el cuscús con las verduras como apartadero.

BABA GANOUSH (BERENJENA COCIDA LENTA)

(Rinde 1 porción - Tiempo de cocción: 4 horas)

Ingredientes:
- 2 berenjenas medianas, enteras, lavadas y asadas con un tenedor
- 2 dientes de ajo, enteros
- 1 limón, jugo
- 2 cucharadas. pasta de semillas de sésamo
- 1 ramita de perejil fresco, lavado y picado.
- 1 cucharadita. semillas de sésamo tostadas
- 1 cucharada. aceite de oliva virgen extra
- 2 cucharadas. aceitunas kalamata, en rodajas
- Sal y pimienta para probar

Direcciones:
1. Asegúrese de que todas las berenjenas estén pinchadas con un tenedor varias veces en todos los lados.
2. Coloca las berenjenas en la olla de cocción

lenta. Cocine a fuego alto durante 2 horas.
3. Después de 2 horas, retirar la berenjena con unas pinzas. Cortar las berenjenas por la mitad, a lo largo. Quitar tantas semillas como sea posible. Retire la piel también. Con un machacador o un tenedor, machaca las berenjenas.
4. Transfiera las berenjenas trituradas a un procesador de alimentos. Agregue la pasta de sésamo, el ajo, el jugo de limón, la sal y la pimienta. Rocíe un poco de aceite de oliva. Pulso hasta que se forme un suave chapuzón.
5. Servir en un plato rodeado de aceitunas kalamata en rodajas. Rocíe un poco de aceite y espolvoréelo sobre las semillas de sésamo tostadas.
6. Servir con un poco de pan de pita.

TAGINE DE CORDERO

(Rinde 4 porciones - Tiempo de cocción: 6 horas)

Ingredientes:
- 2 cucharadas. aceite de oliva
- ½ kilo de cordero, deshuesados y en cubos.

- 1 cebolla blanca, picada
- 1 zanahoria grande, pelada y cortada en cubitos
- 2 dientes de ajo, picados
- 1 c. garbanzos, escurridos
- ½ c, pasas
- 2 cucharaditas. comino en polvo
- 1 cucharadita. polvo de pimentón ahumado
- 1 cucharadita. cilantro en polvo
- 1 pomo pequeño de jengibre, picado
- 2 papas medianas, peladas y en cubos
- 1 lata de tomates triturados
- 1 c. caldo de res o cerdo
- Sal y pimienta para probar
- Cebolletas frescas, picadas para decorar.

<u>Direcciones:</u>

1. Sellar el cordero en una sartén antiadherente con un poco de aceite de oliva. Dejar de lado.
2. Usando la misma sartén, saltee las cebollas, el ajo, el jengibre y las zanahorias.
3. Vuelva a agregar el cordero y agregue el polvo de especias, tomates, pasas y garbanzos. Condimentar con sal y

pimienta.
4. Después de 10 minutos, coloque todo en una olla de cocción lenta. Cocer a fuego medio durante 4 horas.
5. Después de 4 horas, agregar las papas. Cocine por otras 2 horas o hasta que el cordero y las papas estén tiernos.
6. Servir en un tagine marroquí tradicional. Espolvorear sobre las cebolletas picadas.

RECETAS DEL CARIBE

ESTOFADO DE CARNE DE JAMAICA

(Rinde 5 porciones - Tiempo de cocción: 6 horas)

Ingredientes:
- 1 kilo de carne de res, cortado en cubos de 1 ½ pulgada
- ¼ c. aceite de palma
- 2 hojas de laurel
- ½ cucharadita. canela en polvo
- 2 hojas de laurel
- ½ cucharadita. clavos de olor
- Pizca de nuez moscada
- 1 pomo pequeño de jengibre, picado
- 4 dientes de ajo, picados
- 1 cebolla roja, cortada en cubitos

- 1 pimiento verde, sin semillas y cortado en cubitos.
- 2 cucharadas. pasta de tomate
- 1 ramita de tomillo fresco
- 1 cucharadita. Sriracha
- 1 cucharadita. pimentón ahumado
- 2 c. caldo de carne
- 2 cebollas blancas, picadas
- 1 camote grande, pelado y cortado en cuartos.
- 1 zanahoria grande, pelada y en cubos
- 2 plátanos verdes, pelados y cortados en trozos
- 1 ramita de perejil fresco para decorar.
- Sal y pimienta para probar

<u>Direcciones:</u>

1. En un plato, sazone los cubos de carne con sal y pimienta.
2. En una sartén antiadherente, dore la carne por todos lados. Después de un par de minutos, transfiera la carne a una olla de cocción lenta.
3. Usando la misma sartén antiadherente, saltear las cebollas rojas y blancas, el ajo, el tomillo, la canela, los clavos, la nuez moscada, la hoja de laurel, la sriracha.

Cocine por unos 3 minutos.
4. Una vez que las cebollas estén transparentes, agregue la pasta de tomate. Condimentar con sal y pimienta. Añadir el caldo. Tan pronto como hierva, vierta el contenido en la olla de cocción lenta. Agregue las zanahorias, la batata y los plátanos. Temporada de nuevo. Cocine a fuego lento durante 6 horas.
5. Servir con pan.

GUISO DE POLLO Y PAPAS

(Rinde 6 porciones - Tiempo de cocción: 6 horas)

Ingredientes:
- 1 ½ kilos de muslos de pollo, con piel
- 2 cucharadas. aceite de palma
- 2 cucharadas. mantequilla sin sal
- 2 cebollas blancas, picadas
- 3 dientes de ajo, picados
- 1 pimiento rojo, sin semillas y cortado en cubitos.
- 1 cucharadita. tomillo seco
- 1 cucharadita. Hojuelas de pimienta roja
- 2 cucharadas. azúcar de palma
- 1 cucharadita. jengibre en polvo

- ¼ cucharadita. pimienta de cayena en polvo
- 2 papas grandes, en cubos
- 1 lata grande de tomates triturados
- 1 c. caldo de pollo
- 1 ½ c. leche de coco

Direcciones:

1. Lavar los muslos de pollo con agua. Escurrir y secar los muslos de pollo con una toalla de papel. Una vez seco, sazone con sal y pimienta. Dejar de lado.
2. En una sartén antiadherente, caliente el aceite y la mantequilla. Sear el pollo hasta que esté ligeramente marrón. Transfiera estos a la olla de cocción lenta. Coloque los tomates triturados y las papas sobre el pollo. Cocine a fuego lento.
3. Mientras cocina el pollo, use la misma sartén antiadherente para saltear las cebollas y el ajo. Una vez que las cebollas suden, agregue la pimienta de cayena, el pimiento, las hojuelas de pimienta, el tomillo y el azúcar. Cocinar a fuego lento durante 5 minutos. Vierta el caldo de pollo y revuelva. Raspe los trozos dorados para obtener el sabor. Transfiera estos a la olla

de cocción lenta. Cocine a fuego alto durante 4 horas.
4. Finalmente, agregar la leche de coco y sazonar con sal y pimienta. Baje el fuego a fuego lento por otros 30 minutos.
5. Servir con pan o arroz.

CORDERO DE CORDERO JAMAICANO

(Rinde 5 porciones - Tiempo de cocción: 8 horas)

Ingredientes:
- 1 cucharada. aceite de palma
- ½ kilo de cordero a los hombros, con hueso
- 2 dientes de ajo, picados
- 1 cucharadita. jengibre picado
- 1 pimiento rojo, sin semillas y cortado en cubitos.
- 1 jalapeño, sin semillas y cortado en cubitos.
- 1 cucharada. polvo de curry
- 1 lata de tomates triturados
- 1 cebolla blanca, picada
- 1 c. caldo de cerdo o carne
- Sal y pimienta para probar

Direcciones:

1. En una sartén antiadherente, dore los hombros de cordero por todos lados. Una vez que el cordero se vuelva marrón, colóquelo en un plato y sazone con sal y pimienta.
2. Usando la misma sartén, saltee el ajo, el jengibre, el pimiento y el jalapeño durante un par de minutos. Añadir el curry en polvo. Por último, añadir los tomates.
3. Coloque la cebolla picada en la parte inferior de la olla de cocción lenta. Coloque los hombros de cordero chamuscados en la cama de cebollas. Vierta suavemente la mezcla de tomate y luego el caldo.
4. Cocine durante 8 horas a fuego lento o hasta que el cordero esté tierno.
5. Servir con pan o arroz.

GUISO DE PESCADO CREMOSO

(Rinde 6 porciones - Tiempo de cocción: 5 horas)

Ingredientes:

- Filetes de 1 kilo, cortados en trozos de 2 pulgadas
- 1 cebolla blanca, cortada en cubitos

- 1 cucharada. mantequilla sin sal, temperatura ambiente
- 1 pimiento rojo, sin semillas y cortado en cubitos.
- 1 diente de ajo, picado
- ½ cucharadita. jengibre picado
- 1 lata de tomates cortados en cubitos
- 1 c. leche de coco
- ½ cucharadita. Hojuelas de pimienta roja
- Sal y pimienta para probar
- Rodajas de limón

Direcciones:
1. Coloque todos los ingredientes en la olla de cocción lenta. Cocine a fuego lento durante 4 horas.
2. Después de 4 horas, suba el fuego a alto y cocine por otra hora.
3. Servir con rodajas de limón al lado.

SOPA DE FRIJOLES NEGROS DEL CARIBE

(Rinde 4 porciones - Tiempo de cocción: 7 horas)

Ingredientes:
- ½ kilo de frijol negro lavado y escurrido
- 2 cebollas rojas, picadas
- 1 zanahoria grande, pelada y cortada en

cubitos
- 1 c. Tomates asados al fuego en cubitos
- 1 c. tomates aplastados
- 1 pimiento caribeño, sin semillas y picado.
- 1 pimiento amarillo, sin corazón, sin semillas y picado
- 1 pimiento rojo, sin corazón, sin semillas, y picado
- 1 ramita de cilantro, picada.
- 1 ½ cucharada. comino en polvo
- 1 cucharadita. polvo de cayena
- ½ cucharadita. Sriracha
- 4 dientes de ajo, picados
- 1 hoja de laurel
- 6 c. caldo de pollo
- 2 c. agua
- Sal marina y pimienta al gusto.

Direcciones:

1. Coloque el frijol negro lavado en un recipiente y remoje con 2 tazas de agua durante la noche.
2. Escurrir y enjuagar los frijoles negros. Combine los frijoles con tomates, ajo, cebolla, caldo de pollo, sal, pimienta, comino, pimienta de cayena, sriracha, laurel y pimienta caribeña en la olla de

cocción lenta. Cubrir a fuego alto durante 4 horas.
3. Agregue las zanahorias, el cilantro, el pimiento y el pimiento. Sazonar con sal y pimienta nuevamente. Ponga el fuego a bajo y cocine por 2 horas.
4. Servir en un bol con una cucharada de crema agria.

RECETAS VEGETARIANAS

LASAÑA VEGETARIANA

(Rinde 5 porciones - Tiempo de cocción: 5 a 6 horas)

Ingredientes:
- salsa
- 12 piezas. Tallarines crudos de lasaña
- 1 ½ c. queso mozzarella rallado
- ½ c. Queso pecorino romano, rallado.
- ½ c. migas de pan Panko
- Sal y pimienta para probar
- Hojas de albahaca frescas para decorar.

Direcciones:
1. Calentar el aceite en una sartén antiadherente. Saltear la cebolla durante un par de minutos. Agregue la berenjena, el calabacín, el ñame, los tomates cherry,

el ajo y los pimientos rojos. Condimentar con sal y pimienta. Cocine a fuego lento durante 8 minutos. Dejar de lado.
2. Coloque ½ taza de la salsa preparada en el fondo de la olla de cocción lenta. Coloque una capa de fideos de lasaña sobre la salsa. Coloque sobre una capa de las verduras en los fideos. Luego agrega otra capa de la salsa. Luego agregar una capa de queso mozzarella y romano. Repita el proceso dos veces más. Finalmente, espolvorea las migas de pan sobre la última capa de queso.
3. Cocine a fuego lento durante 4 horas o hasta que los fideos estén cocidos.
4. Después de 4 horas, apague el fuego y deje reposar la lasaña dentro de la olla de cocción lenta durante media hora más.
5. Rebane la lasaña y sirva con una pizca de hojas frescas de albahaca.

TORTILLA VEGETARIANA SALUDABLE

(Rinde 4 porciones - Tiempo de cocción: 2 horas)
<u>Ingredientes:</u>
- 6 huevos orgánicos

- ½ c. leche desnatada
- 1 cucharadita. ajo molido
- 1 c. floretes de brócoli
- 1 pimiento verde, sin semillas y en rodajas finas
- 2 cebollas pequeñas, finamente picadas
- Sal y pimienta para probar
- Pizca de chile en polvo para el calor.
- 2 cucharadas. Queso Monterey Jack, Rallado
- 2 tomates, cortados en cubitos
- 1 cucharada. aceite de oliva
- Cebollas frescas de primavera para decorar

Direcciones:

1. Engrasar la olla de cocción lenta con aceite de oliva. Cubra y encienda el calor, manténgalo a temperatura baja.
2. En un bol, batir los huevos. Agregue la leche, la sal, la mitad del ajo picado, la pimienta y el chile en polvo. Golpea bien.
3. Agregue el brócoli, el pimiento, la mitad de las cebollas y el resto del ajo a la mezcla de huevo. Batir bien de nuevo.
4. Transfiera la mezcla de huevo a la olla de cocción lenta. Aumente el fuego a alto y

cocine por 1 hora. Compruebe después de una hora si los huevos están cocidos. Si no, agregue otros 30 minutos.
5. Una vez que los huevos estén listos, espolvorear sobre el queso rallado. Dejar cocer durante otros 10 minutos.
6. Servir la tortilla en un plato. Espolvorear sobre las cebolletas.

BOTÓN DE SETAS STROGANOFF

(Rinde 3 porciones - Tiempo de cocción: 3 horas)
Ingredientes:
- 1 lata de champiñones rebanados, escurridos
- ½ c. Salmuera De Setas, De Las Setas En Rodajas
- 1 lata de crema de champiñones
- 3 dientes de ajo, picados
- 1 cebolla, finamente picada
- 2 cucharaditas. polvo de pimentón ahumado
- Sal y pimienta para probar
- Perejil fresco para decorar.

Direcciones:
1. Coloque todos los ingredientes excepto el

perejil en la olla de cocción lenta. Cocine a fuego alto durante 3 horas. Revuelva cada 30 minutos para evitar quemar los champiñones.
2. Servir sobre un plato de pasta o arroz.

MINESTRONE VEGETARIANO

(Rinde 8 porciones - Tiempo de cocción: 7 horas)

Ingredientes:
- 1 calabacín, en cubos
- 1 zanahoria, en cubos
- 2 tallos de apio, picados
- 1 cebolla blanca, picada
- 1 diente de ajo, picado
- 2 c. caldo de verduras
- 2 c. jugo de tomate
- ½ c. botones de setas, escurridos
- 1 cucharada. albahaca seca
- ½ cucharadita. polvo de orégano
- ½ lata de tomates cortados en cubitos
- 1 c. macarrones de codo crudo
- Sal y pimienta para probar
- 2 cucharadas. Queso pecorino romano, rallado.

Direcciones:

1. Coloque todos los ingredientes en la olla de cocción lenta, excepto los macarrones con queso y el codo. Cubra a fuego lento durante 6 horas.
2. Después de 6 horas, agregar la pasta. Cocine por otros 30 minutos a fuego alto.
3. Servir en un bol. Espolvorear sobre el queso rallado.

GARBANZOS Y QUINUA CHILI

(Rinde 6 porciones - Tiempo de cocción: 8 horas)

Ingredientes:

- 1 cebolla blanca, finamente picada
- 3 dientes de ajo, picados
- 1 tallo de apio, picado
- 1 pimiento rojo, sin semillas y cortado en cubitos.
- 1 pimiento verde, sin semillas y cortado en cubitos.
- 1 lata de tomates triturados
- 4 c. caldo de verduras, bajo en sodio
- 1 c. garbanzos, escurridos
- ½ c. salmuera de garbanzos
- 1 lata de frijoles pintos
- 2 cucharadas. polvo de chile

- 2 cucharaditas. comino en polvo
- 1 cucharada. polvo de orégano
- ½ quinoa cruda

Direcciones:
1. Combine todos los ingredientes en la olla de cocción lenta. Cocine a fuego lento durante 8 horas.
2. Servir con una fuente de nachos u hojas de lechuga.

RECETAS SUDAMERICANAS

POLLO DESMENUZADO PERUANO

(Rinde 5 porciones - Tiempo de cocción: 5 horas)

Ingredientes:
- 1 kilo de pechuga de pollo y filetes de muslo, sin piel
- 1 cucharada. aceite de oliva
- 2 cucharadas. salsa de soja ligera
- 1 cucharadita. comino en polvo
- ½ cucharadita. pimentón ahumado
- ½ cucharadita. polvo de orégano
- Sal y pimienta para probar
- 1 lima, jugo

Direcciones:

1. Engrasar la olla de cocción lenta con aceite. Coloque los filetes de pollo en el fondo de la sartén. Espolvorear sobre las especias y la salsa de soja. Asegúrese de que los filetes de pollo estén bien cubiertos por las especias. Cocine a fuego lento durante 5 horas.
2. Después de 5 horas, retire los filetes de pollo de la olla. Use un par de tenedores para triturar la carne de pollo. Coloque de nuevo en la olla de cocción lenta para recalentar.
3. Servir con salsa de tomate o ensalada.

ASADO LATINO AMERICANO

(Rinde 8 porciones - Tiempo de cocción: 8 horas)

Ingredientes:
- 1 pata trasera de cerdo, con hueso
- ¾ c. zumo de naranja recién exprimido
- ¼ c. polvo de orégano
- 2 cucharadas. polvo de ajo
- 1 cucharadita. clavos de olor
- ¼ c. aceite de maíz

Direcciones:
1. Usando un tazón para mezclar, combine el

jugo de naranja, las especias y el aceite de maíz. Mezclar bien. Dejar de lado.
2. Con el cuchillo de un cocinero, marque la pata trasera de cerdo con una pulgada de distancia hasta que el hueso quede expuesto. Retire lentamente el hueso y corte la carne de cerdo en una forma rectangular. Use una cuerda de cocina para atar la pierna de cerdo para formar una forma cilíndrica.
3. Con un cepillo, infunde la pata trasera con la marinada preparada. Colocar en la nevera durante 2 horas.
4. Coloque en la olla de cocción lenta y cocine a fuego lento durante 8 horas.
5. Antes de servir, use un soplete de cocina para dorar la piel de cerdo.
6. Servir con un lado de ensalada o sopa de frijoles negros.

FEIJOADA BRASILEÑA

(Rinde 6 porciones - Tiempo de cocción: 6 horas)

Ingredientes:
- 1 kilo de paletilla de cerdo, deshuesada y picada.

- 5 rodajas de tocino de arce
- 1 lata de tomates guisados
- 1 c. caldo de cerdo
- 2 enlaces chorizo de bilbao, rebanados.
- 1 c. frijoles negros lavados y escurridos
- 2 piezas. Chiles Chipotle, Rebanados
- Sal y pimienta para probar

<u>Direcciones:</u>

1. Usando una sartén antiadherente, cocinar rápidamente el tocino. Coloque el tocino crujiente en una línea de placa con toallas de papel. Después de drenar el exceso de aceite, cortar el tocino en trozos. Coloque los trozos de tocino en la olla de cocción lenta.
2. Usando la misma sartén antiadherente, dorar la carne de cerdo con las gotas de tocino. Una vez que el cerdo esté dorado por todos lados, transfiéralo a la olla de cocción lenta.
3. Hervir el caldo de cerdo y los tomates guisados en la misma sartén antiadherente. Raspe todos los bits en la parte inferior de la bandeja. Transfiera estos a la olla de cocción lenta.
4. Agregue el chorizo, los frijoles y la

pimienta a la olla de cocción lenta. Condimentar con sal y pimienta. Cubra a fuego lento durante 6 horas.
5. Servir y disfrutar.

ALBÓNDIGAS COLOMBIANAS

(Rinde 6 porciones - Tiempo de cocción: 7 horas)

Ingredientes:
- Solomillo de tierra de ½ kilo
- Lomo de cerdo molido de ½ kilo.
- 2 huevos orgánicos
- ½ cucharadita. comino en polvo
- ¼ c. maicena
- 2 dientes de ajo, picados
- 1 cebolla roja, picada
- 1 pimiento verde pequeño, sin semillas y cortado en cubitos.
- Sal y pimienta para probar

Para la salsa:
- ½ cucharada. Pimiento verde, sin semillas y picado.
- ½ cucharada. Pimiento rojo, sin semillas y picado.
- 2 tallos de cebolla verde picada
- ¼ cucharadita. comino en polvo

- Pizca de ajo en polvo.
- 1 c. agua
- ¼ cucharadita. polvo de azafrán
- 4 c. caldo de pollo
- 1 c. salsa de tomate
- 2 papas russet, peladas y en cubos
- 2 zanahorias, peladas y en cubos
- 2 ramitas de cilantro

Direcciones:

1. Combine la carne molida y el cerdo en un bol para mezclar. Agregue las cebollas picadas, el ajo, el pimiento, la maicena, los huevos, el comino, la sal y la pimienta. Mezclar bien. Forma bolas de golf del tamaño de albóndigas. Colocar en la nevera.
2. Prepare la salsa colocando los pimientos, las cebollas, las cebollas verdes, el comino, el ajo, el agua y el azafrán en un procesador de alimentos. Pulso hasta que se forme una pasta gruesa. Transfiera esto a la olla de cocción lenta.
3. Agregue el caldo, la salsa de tomate, las papas y las zanahorias en la olla de cocción lenta. Cocine a fuego lento durante 2 horas.

4. Después de 2 horas, agregar las albóndigas. Cocine por otras 5 horas a fuego lento.
5. Servir con un bol de arroz.

CARNE DE RES TIRADA VENEZOLANA

(Rinde 7 porciones - Tiempo de cocción: 8 horas)

Ingredientes:
- 1 kilo de solomillo de ternera, cortado en cubos
- 2 cucharadas. aceite de palma
- ¼ c. caldo de carne
- 1 cebolla roja, finamente picada
- 1 pimiento rojo, sin semillas y cortado en cubitos.
- 2 dientes de ajo, picados
- 1 lata de tomates cortados en cubitos
- ½ cucharada. Salsa inglesa
- 1 cucharadita. pasta de tomate
- 1 cucharadita. sal marina
- ¼ cucharadita. comino en polvo
- Pimienta recién molida al gusto.

Direcciones:
1. Calentar el aceite en una sartén antiadherente. Dorar la carne por todos

lados hasta que esté dorada. Transfiera estos a una olla de cocción lenta.
2. Usando la misma sartén, agregar el caldo. Raspe la parte inferior de la sartén. Añadir las cebollas, el ajo y el pimiento. Una vez que las cebollas se vuelven translúcidas, transfiéralas a la olla de cocción lenta.
3. Agregue los tomates, la pasta de tomate, la salsa inglesa, el comino, la sal y la pimienta. Mezclar bien.
4. Cocine a fuego lento durante 7 horas o hasta que la carne esté tierna.
5. Retire la carne de la olla de cocción lenta y triture con un par de tenedores. Coloque la carne rallada de vuelta a la olla de cocción lenta. Cocinar por otras horas.
6. Servir con un bol de arroz o frijoles negros.

CONCLUSIÓN

Es muy fácil usar una olla de cocción lenta. Simplemente combine los ingredientes, establezca la hora, establezca el nivel de calor y la olla de cocción lenta hará el resto. Con solo un simple aparato de cocina, uno puede preparar una variedad de comidas. Desde sopas, guisados, asados e incluso postres, las funciones de una olla de cocción lenta son ilimitadas con un cocinero creativo. Con suerte, con la ayuda de este libro, las madres se inspiran para cocinar comidas saludables todos los días para que las disfruten sus familias. Los padres también pueden preparar fácilmente comidas para los niños con el uso de la olla de cocción lenta.

Use su olla de cocción lenta para vincularse con sus familiares y amigos. Ahora, puede organizar una fiesta sin tener que salir corriendo del trabajo o de la actividad escolar de sus hijos solo para preparar una comida. Simplemente puede cargar los ingredientes en la olla de cocción lenta y volver a casa con una buena comida para compartir con amigos. Los amigos de sus hijos también pueden tener fiestas de pijamas sin tener que pedir pizza porque puede preparar la lasaña y la tarta de manzana con su olla de cocción lenta. La opción es ilimitada cuando tienes una olla de cocción lenta. Anime a sus amigos y familiares a invertir en uno y pruebe las recetas en el libro.